高血圧、中性脂肪、腰痛がみるみるよくなる！

30秒速効!

足首やわやわストレッチ

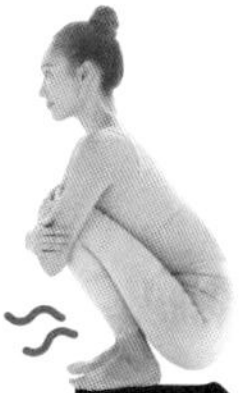

柔道整復師　鍼灸師　ストレッチ整体師

とも先生

KADOKAWA

本書の「足首やわやわストレッチ」のおかげで

不調が回復した喜びの声続々！

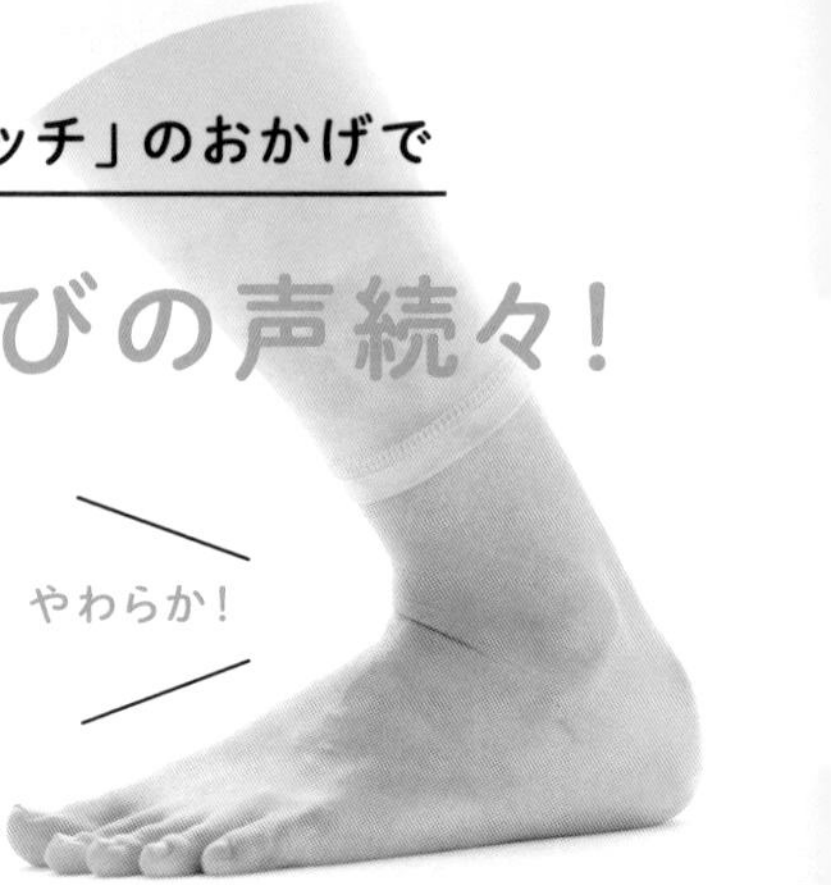

坐《ざ》骨《こつ》神経痛や
股関節痛が
大改善！

3ヶ月で
慢性の全身痛
が全快！

足の疲れやむくみが
とれてすっきり

体重が自然に
9kg減って
リバウンドなし

重度の
肩こりや
首こりが
消失！

首と腰の
ヘルニアの
ひどい痛みから
解放された

冷え症が
解消し血流も
よくなった

血圧が
152から118
に下がった

足首や
ふくらはぎ、
太ももが
引き締まった

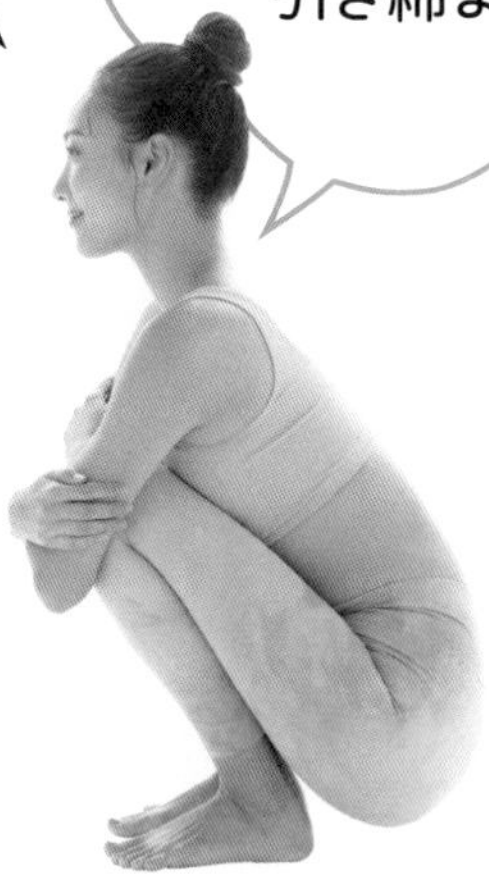

手術するしかない
といわれたひざ痛が
治った

足指、足裏、
足首、ふくらはぎの
痛みが一掃！

ひどい腰痛や
ギックリ腰が
解消

中性脂肪値が
177から96に
降下！

全身の不調がよくなります！

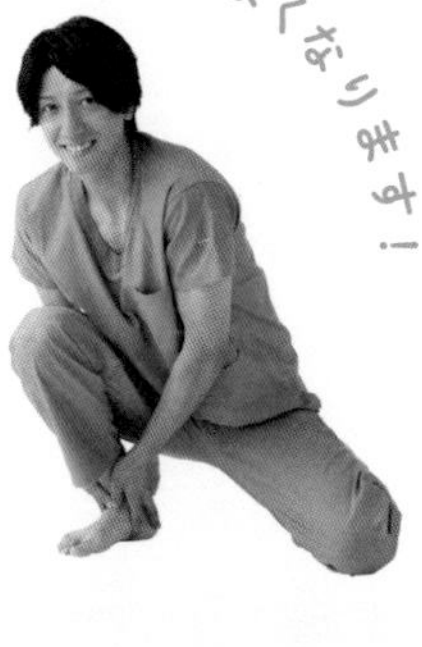

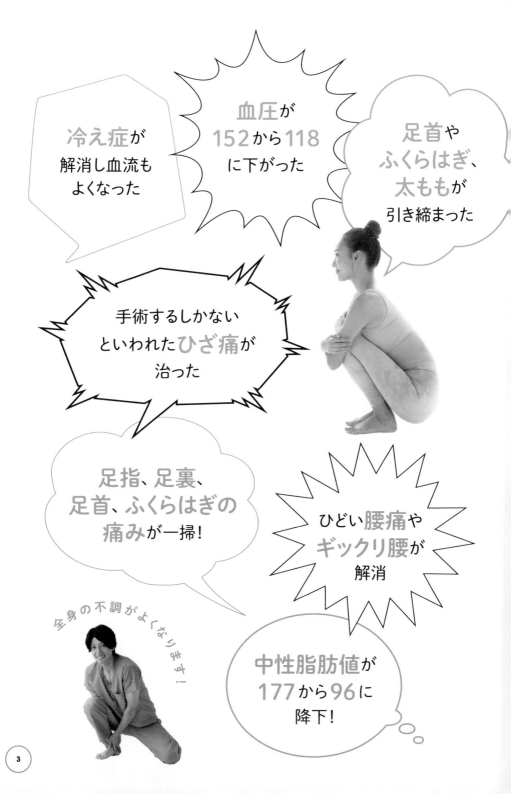

はじめに

きちんとしゃがめる やわらかな足首が健康の礎《いしずえ》になる

皆さん、こんにちは。ストレッチ整体師のともといいます。僕は整体師として、これまでに3万人以上の患者さんに施術し、腰痛を筆頭に、ひざ痛、坐骨神経痛、脊柱管狭窄症《せきちゅうかんきょうさくしょう》、五十肩、椎間板ヘルニアなど、さまざまな不調を改善してきました。

さらに多くの人の健康寿命をのばしたいという思いから、ＹｏｕＴｕｂｅチャンネル『ストレッチ整体師とも先生』を開設し、健康増進のためのさまざまなストレッチをご紹介しています。

おかげさまで多くの視聴者の方々から、腰痛や坐骨神経痛といった痛みの症状のみならず、高血圧や、中性脂肪・コレステロールが高い脂質異常症といった多様な病気が改善したという喜びの声をいただくようになりました。

かくいう僕自身も20代で椎間板ヘルニアになり、ひどい腰の痛みから3週間ほどまったく動けなくなって、寝たきりになった経験があります。トイレに行くことすら困難で、這《は》っていくような有様でした。そのときに、生きていく上で健康がいちばん大切だと痛感したのです。

僕は子どものときから、健康分野に強い関心があり、大学では薬を作る研究をしていました。ただ、薬を作って、臨床試験を重ねて患者さんのもとに届けるまでには、10年単位の長い歳月がかかります。その点で患者さんのためになっているという実感がなかなか湧かなかったのです。

また、僕は子どものころ、野球をしていたので、小学生のときからケガをすると、接骨院や整体院に通っていました。昔から、整体師という仕事をとても身近に感じていたのです。そうした経験が重なり、苦しんでいる人たちを日々治療して、その健康を支えていきたいと思い、整体師を志しました。

その後、専門学校で学び、柔道整復師と鍼灸師、あん摩マッサージ指圧師の3つの国家資格を取得して、整体師として働き始めました。接骨院で働いていたときは東洋医学、整形外科で働いていたときは西洋医学を学び、今では東洋医学と西洋医学の両面から治療しています。5年前には、腰痛専門の整体院を開業し、おかげさまで多くの患者さんに来ていただけるようになりました。

治療の成果が思うように得られず試行錯誤

とはいえ、僕も整体師になったばかりのころは、なかなか思うように治療の成果が出せずに、試行錯誤した時期がありました。たとえば、腰痛の患者さんの場合、以前の僕は痛みなどの症状が出ている部位、つまり腰しか診ていなかったのです。腰を治療すると、そのときは痛みがやわらいで、気持ちよくなって帰っていただけるのですが、次に来院すると、体がまた同じようによくない状態に逆戻りしていて、痛みもぶり返してしまうのです。

そこで、懸命に勉強して治療の引き出しを増やした結果、腰痛や股関節痛、ひざ痛、坐骨神経痛などの患者さんにも、**痛みや不具合が生じている部位だけでなく、まずは体全体を支える土台の「足首」への治療を施す**ようになりました。すると、腰痛や股関節痛、ひざ痛といった、足首以外の痛みでも、みるみるうちによくなっていったのです。

多くの患者さんへの著しい治療の成果を通じて、足首は体の中でも、非常に重要な部位だと気づくことができました。

きちんとしゃがめる人はほとんどいない

ここで突然ですが、皆さんはしゃがめますか?

こう聞かれると、「しゃがめるよ」「当たり前でしょ」と思う方は、多いのではないでしょうか。

では、あなたは「きちんと」「正しく」しゃがめますか?

こう聞かれると、即座にうなずける人は、ぐんと少なくなるはずです。

その場にしゃがむと、地面にかかとがぴったりとついて体はふらつかずに安定し、ひざや股関節は詰まりや違和感がなく、スムーズに曲がり、すねやお尻の筋肉に張りや痛みがない——。

こんな風に「きちんと」しゃがめる人は、実はほんのわずか。少なくとも過半数の人は、足首がカチカチにこり固まっていて、曲げづらく、しゃがむと地面にかかとがつかなくなっています。たとえ、かかとがついたとしても、ほかの部位の筋肉や関節に、張りや痛み、詰まりなどの何らかの違和感があることが多いです。なかには、しゃがんだ際、体のバランスがうまくとれずに後ろにふらついたり、倒れて尻もちをついてしまう人もいます。

子どものころから、しゃがんだ際、地面にかかとがついたことが一度もないという人も、けっこういます。本人は頑張ってしゃがんでいるつもりでも、周りから見ると、かかとや腰が浮いてしゃがめていないので、小学校で先生に「なぜしゃがめない？　ふざけているのか！」と叱責されて、困ったという人もいるのです。そうはいわれても、なぜしゃがめないのかは、本人もよくわからず、困惑するばかり――。この容易にしゃがめなくなっている現象は、足首がガチガチに硬くなって、曲げづらくなっていることが主な原因です。

こうした足首にまつわる不具合は、腰痛を始めとする体のあらゆる部位の不調を引き起こします。足首は体のいちばん下にある土台なので、こり固まっていたり、ゆがんでしまっていたら、普段の姿勢に多大な悪影響を及ぼし、全身の痛みや張り、こりを招くのです。

さらに、足首が硬いと、体の中では第二の心臓といわれているほど重要な部位の、ふくらはぎの筋肉も満足に使えなくなり、血液やリンパの流れも滞って、高血圧や脂質異常症、冷え症、むくみなどの病気や不調につながるのです。

実際、ストレッチをして、足首をやわらかくほぐすと、腰痛や、坐骨神経痛、股関節痛、ひざ痛、足首痛、足底筋膜炎、脊柱管狭窄症、肩こり、首こり、高血圧、脂質異常症、慢性疲労、倦怠感、こむら返り、足のむくみ、代謝低下、肥満、冷え症といった多くの不調が解消できました。これらの不調には、ガチガチにこり固まり、柔軟性を失ってしまった足首が原因の根底にあるのです。

しっかりしゃがめることが健康のバロメーター

足首の柔軟性を確認するのに、手っ取り早いのはしゃがむことです。実はしゃがむ動作から把握できることは、足首のやわらかさだけではありません。普段、何気なくしているしゃがむ動作ですが、全身のさまざまな部位を使っている複合的な動きでもあるのです。

人はしゃがむ際、足首を深く曲げるだけでなく、ひざ関節や股関節もしっかり曲げる必要があります。さらに足やふくらはぎ、太もも、腰、お尻、背中などの筋肉が自在にのび縮みして柔軟性があり、きちんと働く状態でなければ、スムーズにしゃがめません。このようにしゃがむ動作によって、全身のさまざまな関節や筋肉の機能がしっかり働いているか、確認することができるのです。

前述のとおり、足首をやわらかくして整えると、腰痛や坐骨神経痛、股関節痛、ひざ痛、肩こり、首こり、高血圧、脂質異常症、慢性疲労、足のむくみ、肥満、冷え症といった、多種多様な体の不調が解消できます。スムーズにしゃがめる、やわらかな足首かどうかが、僕たちの健康のバロメーターになるのです。まずは、しゃがむ動作をして、今の自分の足首の柔軟性や、体の状態を知ることから始めましょう。

本書では、足首をやわらかくすることに特化した、即効性のある選りすぐりのストレッチを紹介しています。どんなに足首が硬い人でも、足首の柔軟性を高める「足首やわやわストレッチ」を一度すれば、足首がやわらかくなって、しゃがみやすくなるのが実感できるはずです。

このストレッチを1回したら、血圧が10～20㎜Hgも下がったという声も少なくありません。さらに続けていくと、ブロック注射を打ち続けるしかなかった重度の腰痛持ちの人や、医師に手術するしか手立てがないといわれたひざ痛の人も、日常生活を何不自由なく、快適に送れるようになっています。

現代人の生活の中には、普段の姿勢や生活環境、生活習慣など、足首が硬くなりやすい要因が数多く潜んでいます。だからこそ、日ごろから足首をやわらかくしておく必要があるのです。

僕と一緒に「足首やわやわストレッチ」をして、足首の柔軟性をしっかり高め、腰痛や高血圧を始めとする、さまざまな全身の不調をまるっと解決しちゃいましょう！

ストレッチ整体師　とも先生

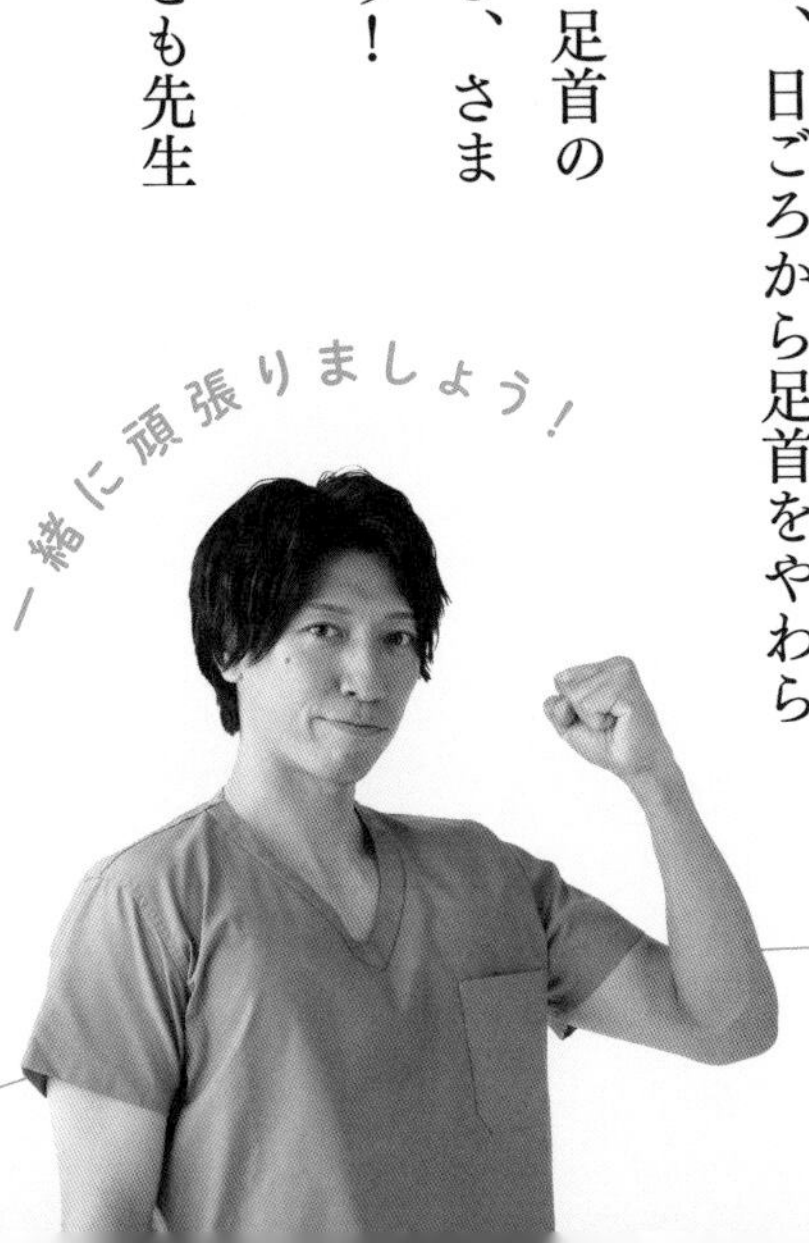

「足首やわやわストレッチ」のBEFORE→AFTERを公開！

「足首やわやわストレッチ」を実践した人たちの足首や体、
体調の改善点を紹介します。

腰や背中、足首の痛みがすっきり一掃！

堀尾和子さん　59歳

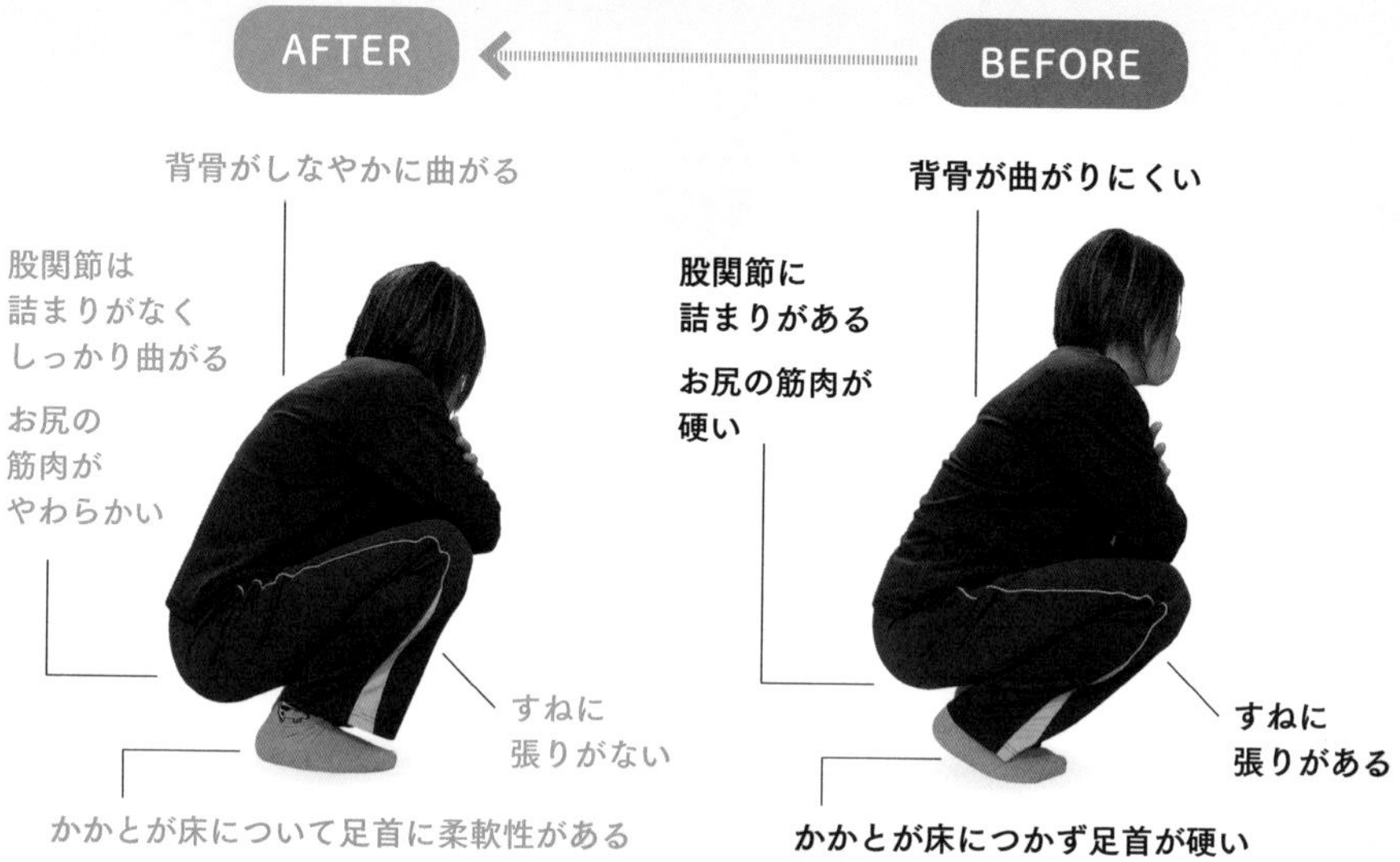
AFTER
BEFORE
背骨がしなやかに曲がる
股関節は詰まりがなくしっかり曲がる
お尻の筋肉がやわらかい
すねに張りがない
かかとが床について足首に柔軟性がある
背骨が曲がりにくい
股関節に詰まりがある
お尻の筋肉が硬い
すねに張りがある
かかとが床につかず足首が硬い

体の改善POINT

背骨の可動域が広がり、しなやかに動くように。お尻の筋肉がやわらかくなったほか、股関節や骨盤の可動域も広がり、詰まりがなく、すんなりと曲がります。硬くなっていたすねの前脛骨筋《ぜんけいこつ》もやわらかくなりました。足首の距骨の前方へのずれや、かかとの踵骨のゆがみがとれたので、足首がぐんとやわらかくなり、スムーズに曲げることができます。（とも先生）

体調の改善POINT

- 腰痛
- 足首痛
- 背中の痛み
- 歩行や立ち仕事がしやすくなった
- ゴルフが楽にできるようになった

楽にしゃがめるようになって気になる不調が解消♪

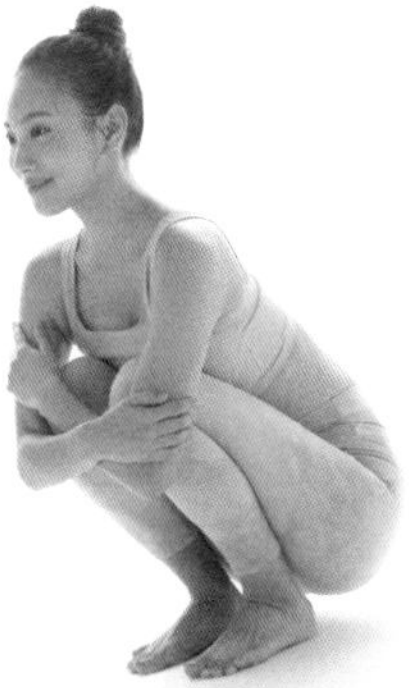

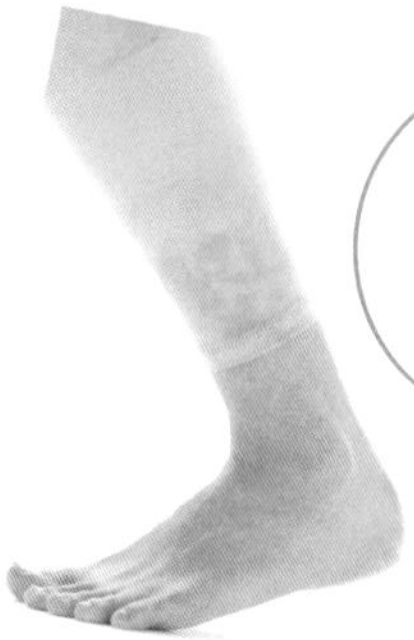

足首の柔軟性がアップ！

腰痛やひざ痛、高血圧が解消しやせた！

石原淳子さん　68歳

AFTER ← BEFORE

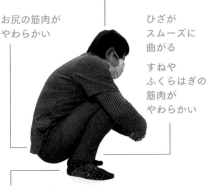

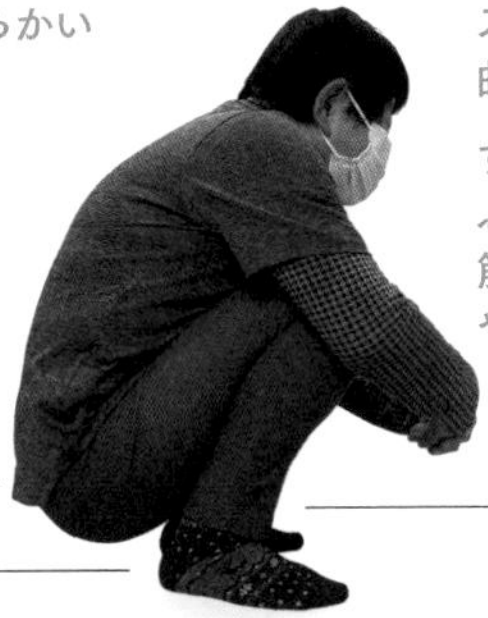
体や足首が安定しふらつかない
お尻の筋肉がやわらかい
ひざがスムーズに曲がる
すねやふくらはぎの筋肉がやわらかい
かかとが床について足首がやわらかい

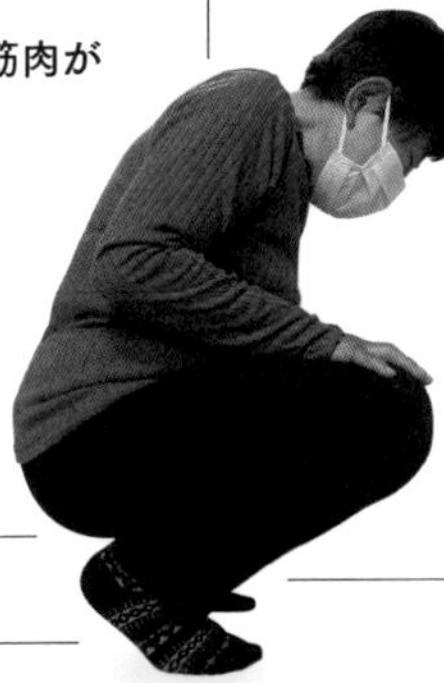
体や足首が不安定でグラグラ揺れる
お尻の筋肉が硬い
ひざが曲げにくい
すねやふくらはぎの筋肉が硬い
かかとが床につかず足首が硬い

体の改善POINT

足首の距骨の前方へのずれや、かかとの踵骨《しょうこつ》のゆがみ、すねやふくらはぎの筋肉、アキレス腱の硬さ、足指の動きを改善したことで、足首がやわらかくなり安定。硬かったお尻の筋肉の柔軟性もアップ。ひざの可動域が広がり、しっかり曲げられるようになりました。（とも先生）

体調の改善POINT

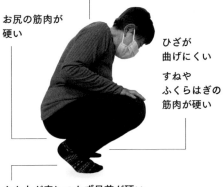

- 変形性ひざ関節症によるひざ痛
- すべり症による腰痛
- 血圧が135から110に降下
- 体重が9kg減
- 自転車乗車時や歩行時にひざや腰の痛みがなくなり、生活しやすくなった

1章

しゃがめない硬い足首が体の痛み・不調を招いていた

2章

しゃがむ力がついてあらゆる不調が消える足首やわやわストレッチ

3章 症状別プラスワン足首やわやわストレッチ

症状別足首やわやわストレッチ

4章 しゃがめないガチガチ足首を未然に防ぐ健康習慣

足首やわやわ健康習慣

STAFF

デザイン・DTP 吉田憲司＋矢口莉子（TSUMASAKI）
撮影 臼田洋一郎（ウスダフォトスタジオ）
モデル 横川莉那（スペースクラフト）
ヘア＆メイク 木村三喜
イラスト 中谷聖子
校正 東京出版サービスセンター
編集協力 土橋彩梨紗
企画編集 伊藤頌子（KADOKAWA）

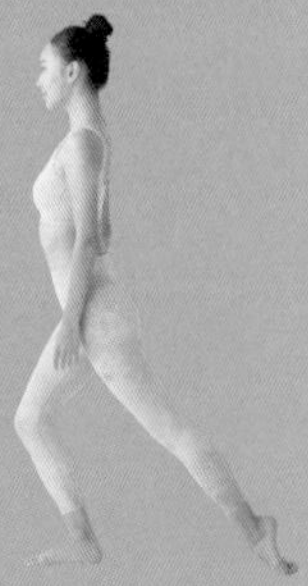

1章

しゃがめない
硬い足首が
体の痛み・不調を
招いていた

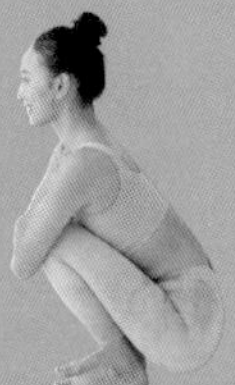

足首は体全体の土台となる超重要な部位

僕は腰痛や股関節痛、坐骨神経痛など、足首以外の不調を治すときも、必ず足首を調整しています。すると、患部のみを治療したときは再発していた痛みや不調が解消。足首をやわらかくすれば、全身の痛みや不調が改善するのです。

足首は体のいちばん下にあり、全身を支える土台となる部位です。さらに、足首から下には、両足あわせて、56個もの骨が存在し、体内の骨の総数の約4分の1を占めます。足首は、全身の骨格の中でも非常に重要な部位なのです。

足首には、つま先を持ち上げ、足首を曲げる「背屈」と、つま先を下げて足首をのばす「底屈」、足先を内側に向ける「内転」、足先を外側に向ける「外転」、足裏の親指側を持ち上げ、足裏を内側に向ける「回外」、足裏の小指側を持ち上げ、足裏を外側に向ける「回内」の6つの動きがあります。これらの動

足首まわりの主な骨と関節

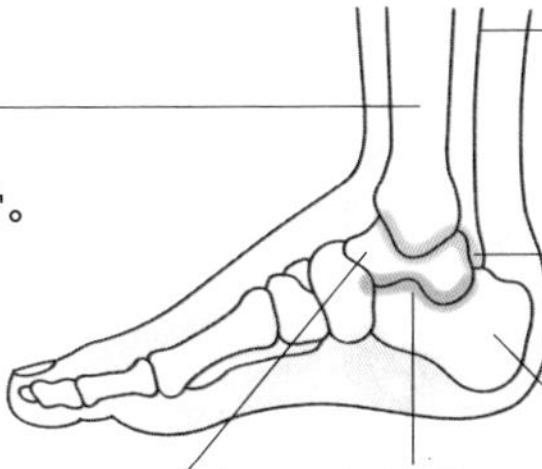

脛骨《けいこつ》

すねにある太い骨。

腓骨《ひこつ》

ふくらはぎの外側にある骨。

距腿関節《きょたいかんせつ》

ふくらはぎの骨と距骨の間にある関節。足首の曲げのばしに関係する。

距骨《きょこつ》

ふくらはぎの2本の骨とかかとの骨の間にあり、主に足首の曲げのばしに関係する。

距骨下関節《きょこつかかんせつ》

かかとの骨と距骨の間にある関節。足首の内転、外転、回内、回外に関係する。

踵骨《しょうこつ》

かかとの骨。

足首の6つの動き

背屈《はいくつ》

つま先を持ち上げ、足首を曲げる動き。

回内《かいない》

足裏の小指側を持ち上げ、足裏を外側に向ける。

外転《がいてん》

足先を外側に向ける動き。

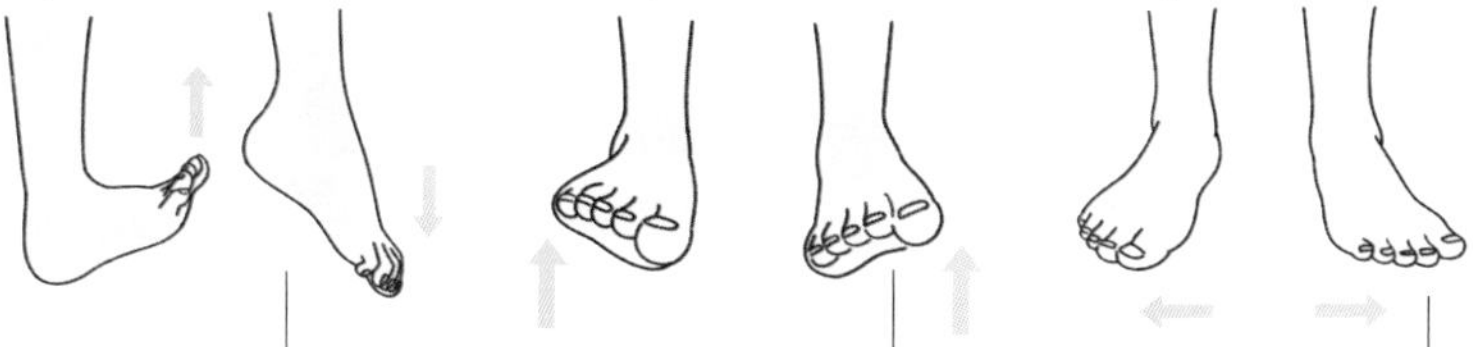

底屈《ていくつ》

つま先を下げ、足首を伸ばす動き。

回外《かいがい》

足裏の親指側を持ち上げ、足裏を内側に向ける。

内転《ないてん》

足先を内側に向ける動き。

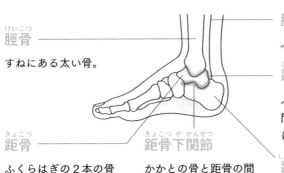

きが複合し、スムーズな足首の動きが可能になるのです。

足首がゆがむと特に影響が及ぶ筋肉は、足指や足裏、ふくらはぎ、太もも、腰にあり、下半身の大半を占めています（P23）。そして、足首の柔軟性が失われ、カチカチに固まっていたり、ゆがんでいたりすると、足首が支えている全身の骨や関節、筋肉、筋膜にも余計な負荷がかかるのです。

たとえばしゃがむときなら、足首が硬いと、ひざなどのほかの関節をより深く曲げることになり、過剰に働かせてしまいます。ほかにも内股で足首が内側にひねられると、脚はゆがみ、股関節も内側にひねられ、骨盤は前に倒れて、腰は反るというふうに、全身の姿勢が崩れて、ゆがみが生じるのです。

体の骨や関節、筋肉、筋膜といった各部位に負担がかかっても、すぐに痛みや不調が出ることはありませんが、やがて負担が積もりに積もると、コップから水があふれ出すように痛みや不調がドッと押し寄せるのです。

全身の土台となっている足首の柔軟性を高めれば、足首とつながっている足指や足裏、足の甲、ふくらはぎ、太もも、腰まわりの筋肉もやわらかくなり、スムーズに動くようになるのです。

足首の柔軟性と関わる筋肉・筋膜

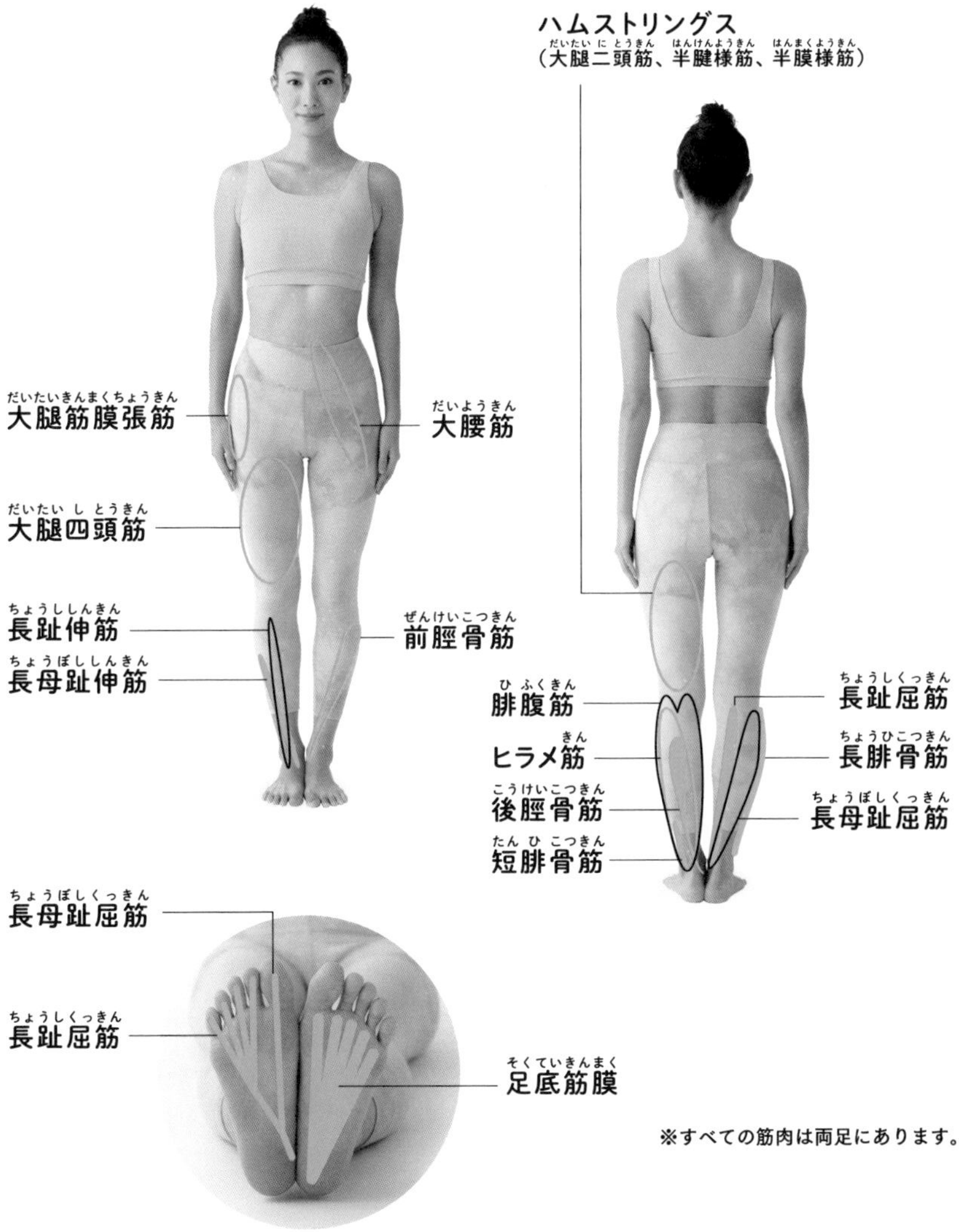

※すべての筋肉は両足にあります。

足首がしゃがめないほどガチガチに硬くなる理由

すんなりしゃがめなくなるくらい、足首がガチガチにこり固まるのは、日ごろの生活環境や生活習慣が大いに関係しています。たとえば、布団ではなく、ベッド、和式トイレではなく、洋式トイレというふうに、**現代ならではの生活環境の変化から、しゃがんで足首を曲げる機会が減っている**のです。

普段歩く際も、かかとから地面につき、足指で蹴って歩かずに、足裏全体をペタペタとつける「ペンギン歩き」になっている人が多いです。足首と足指は筋肉でつながっているので、足指を動かさなければ、足首も固まってしまうし、その逆も然りというわけです。

女性ならハイヒールの靴を履き続けているせいで、足首をのばしたまま固まっている人も少なくありません。足首をのばしたままでは、足首の中心にある距骨が前に飛び出し、足首が曲げづらくなってしまうのです。

ほかにも、長時間のデスクワークや、自宅でリモートワークをする人も増えています。単純に動いたり、外に出る機会が減り、足首を使うことも減少。さらに重力によって、下肢に血液やリンパ液がたまるため、足首がパンパンにむくんでますます動かしにくくなり、硬くなるという悪循環が起きるのです。

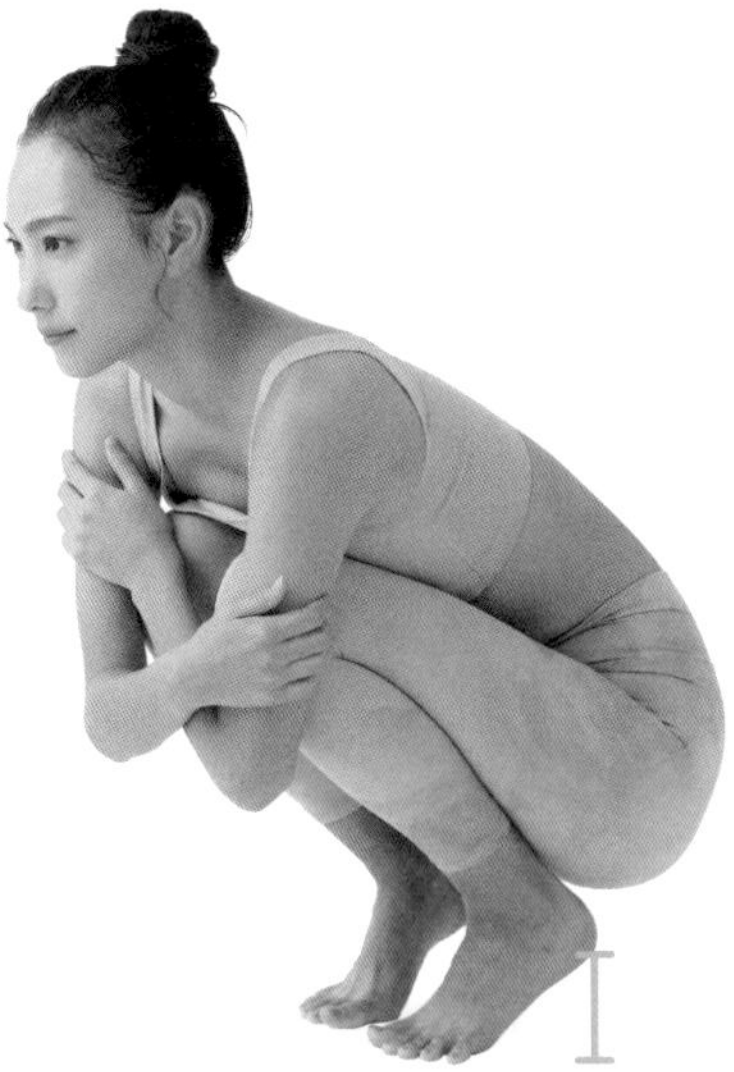

足首を動かす機会が減り
しゃがめなくなる

生活環境や歩き方のクセ、ヒールのある靴、長時間の座り姿勢などの影響により、足首を動かす機会が減少。足首が次第にこり固まって、きちんとしゃがめなくなってしまう。

硬くなった足首が全身の痛みやこりの元凶になる

日常的に動かす機会が減り、硬くなってしまった足首は、腰痛や股関節痛、坐骨神経痛、ひざ痛、足首痛、足底筋膜炎、脊柱管狭窄症、肩こり、首こりといった全身の痛みやこりを招きます。

なかでも多いのは、腰痛です。次いで多い不調は、長時間座っているとお尻や太ももの裏側に痛みが出てくる坐骨神経痛や、足に痛みやしびれが生じる脊柱管狭窄症。それらの不調も足首をやわらかくすると、普段の姿勢が整うので、薬やブロック注射、手術なしに痛みがなくなり、何不自由なく、日常生活が送れるようになるのです。

硬い足首から体の痛みやこりが生じるのは、なんといっても姿勢の影響が大きいです。たとえば、内股でつま先が内に向くと足首がゆがんで、股関節が内側にひねられ、骨盤は前に倒れて、腰が反ってしまいます。

反対に足の小指側に体重がのり、足首が内側にひねられると、ひざや股関節は開き気味になり、骨盤は後ろに倒れます。これらの偏《かたよ》った姿勢が腰痛や坐骨神経痛、股関節痛、ひざ痛などを引き起こしてしまうのです。

また、足首がのびたまま硬くなると、体の重心は後ろにかかるので、そのまま後ろに倒れないよう、上半身は猫背や前のめりになったり、頭や首、肩が前に出たりします。こうした偏《かたよ》った姿勢は、肩こりや首こり、頭痛を招きます。

つまり、体の土台となる足首が硬くなると、全身の姿勢が崩れて、体中のあちこちの筋肉や関節に負荷をかけたり、神経を引っぱったりして、全身の痛みやこりが生じるのです。

足首がやわらかいと関係する筋肉も柔軟になる

足首が硬くなると、足首と筋肉や筋膜でつながっている、ふくらはぎや足裏、足の甲、足指、太もも、お尻、腰の筋肉も動きにくくなり、硬くなってしまいます。反対に足首がやわらかくなれば、足首とつながりのある足指、足裏、足の甲、ふくらはぎ、太もも、腰まわりの筋肉もゆるみ、しっかりのび縮みして動くようになるのです。

たとえば、足の親指を曲げのばしする、長母趾屈筋と長母趾伸筋は、足の親指から足裏もしくは足の甲、足首を通って、すねの上までのびています。そのため、足指を曲げるにしても、のばすにしても、足指から足裏、足の甲、足首、ふくらはぎの筋肉が連動して動いているのです。

ふくらはぎは、血液を押し流すポンプ作用があるので、「第二の心臓」とも呼ばれ、体の中でも非常に重要視される部位です。

しかし、ふくらはぎだけをもんでも、その効果は一時的なもので根本的な解決にはなりません。いくらふくらはぎをもんでやわらかくしても、足首が硬ければ、やがてふくらはぎの筋肉も動きづらくなり、硬くなってしまうからです。

それよりも足首をやわらかくほぐしたほうが、ふくらはぎを始めとする、足首とつながっている多くの筋肉が柔軟に使えるようになるので、遥かに効率がいいのです。

さらに、硬くなって使えずにやせ細っていた筋肉がしっかり使えるようになると、足首やひざ、股関節などの各関節を支え、歩く際の地面からの衝撃も緩和できます。結果的に、足首やひざ、股関節といった関節への負担が軽減できるので、ひざ痛や股関節痛、足首痛もよくなるのです。

このように、足首とほかの部位の筋肉のつながりを意識して、ケアすることで、体中の痛みやこりは改善できます。なるべく体の痛みやこりが出ないうちに、普段から足首をやわらかく保っておくことが大切です。

硬い足首はほかの部位の痛みやこりを引き起こす

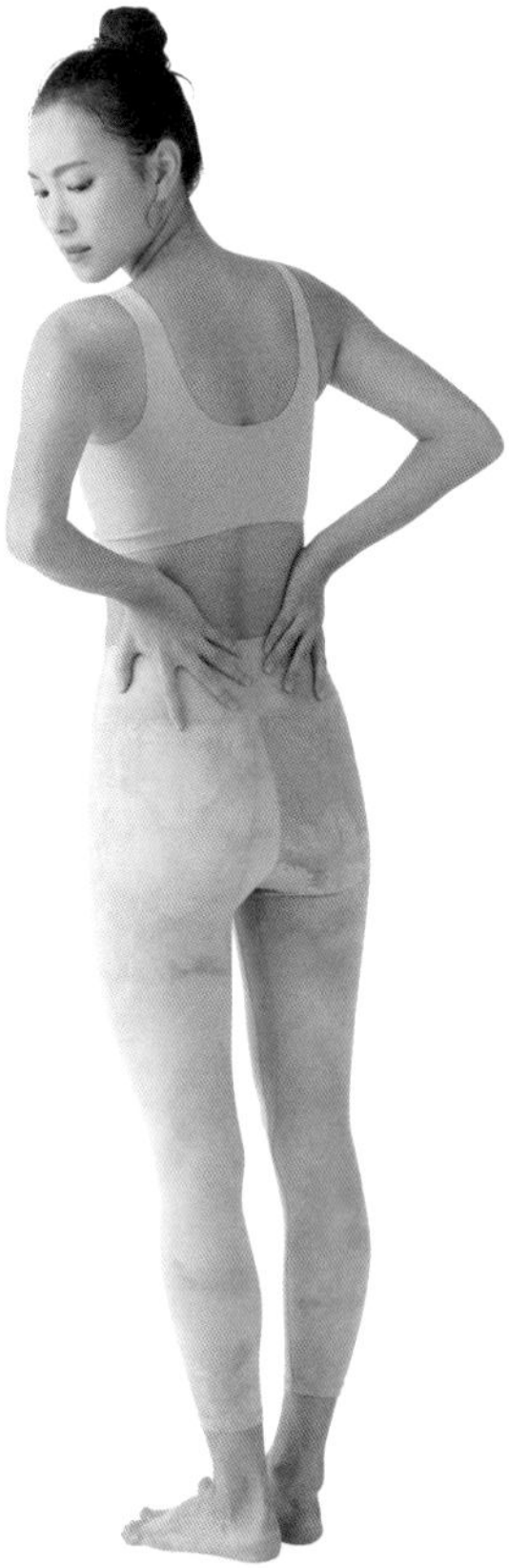

一見、足首とは無縁に見える腰痛は、体の土台となる足首が固まり、姿勢が崩れることから起こる。

やわらか足首なら血流が改善し高血圧や脂質異常症も解消

足首をやわらかくすると改善できるのは、腰痛、坐骨神経痛、肩こりといった痛みやこりの症状だけではありません。ＹｏｕＴｕｂｅの視聴者さんからは、「血圧や中性脂肪値が下がった」という声を多くいただいています。高血圧や、中性脂肪値・コレステロール値が高い脂質異常症も、足首の柔軟性を高めることで、改善できるのです。

前述のとおり足首がやわらかくなると、つながりがあるふくらはぎの筋肉もやわらかくなり、しっかり働くようになります。すると、ふくらはぎの筋肉の役割である、体の末端の血液を心臓に押し戻すポンプ機能が回復し、全身の血流が促進。今まで頑張って拍動し、体の隅々まで血液を送り届けていた心臓の負担が減り、血圧が下がるのです。また、血流がよくなると、疲労物質が排出されるほか、血管の収縮や拡張をコントロールしている自律神経の負担が減り、自律神経のバランスも整って、慢性疲労や倦怠感も解消できます。

さらに、足首がやわらかくなると、使える筋肉の量がたちまち増加。筋肉を動かすには、エネルギーが必要になるので、血液中の余分な中性脂肪やコレステロールが代謝・分解され、脂質異常症が改善できるのです。

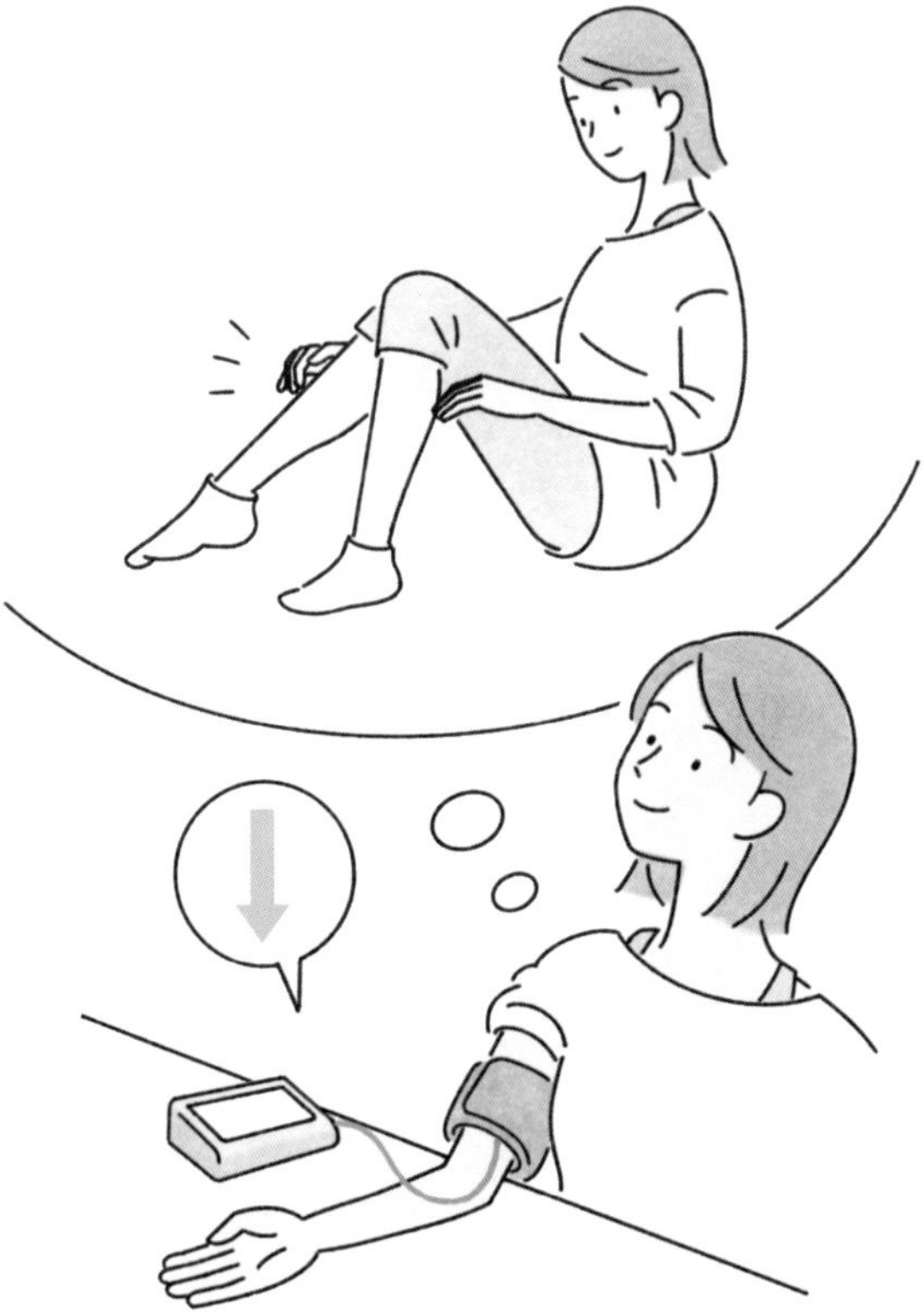

血液・血管系の
不調が治った!

ふくらはぎの筋肉が働くことで、末端から血流がよくなり、心臓への負担が軽くなって、血圧が下がる。筋肉量が増えると、血中の中性脂肪やコレステロールもどんどん代謝できる。

足首がやわらかければアンチエイジング効果も絶大

足首を柔軟にしておけば、ふくらはぎの筋肉が働き、そのポンプ作用で、全身の血流もよくなります。血液には、体の各器官や組織に必要な栄養や酸素を運ぶ重要な役割があります。つまり、血液は体の栄養そのものといってもいいのです。その栄養が肌細胞にきちんと行き渡れば、肌の新陳代謝がうまくいくので、肌つやがよくなり、美肌も手に入れられます。肌がツヤツヤになって、見た目にもアンチエイジングがかなうのです。

きちんとしゃがめるくらい足首がやわらかくなると、ふくらはぎはもちろん、太ももの筋肉も働くようになります。太ももの筋肉は、人体の中でいちばん大きな筋肉。しかも下半身の筋肉は、体全体の筋肉の7割を占めています。上半身の筋肉を使うよりも、ふくらはぎや太ももの筋肉を使うほうが遥かに効率よく、血流改善ができるのです。
ふくらはぎや太ももの筋肉が使えるようになれば、姿勢や歩き方がよりよく変わったり、歩幅も広がったりします。ふくらはぎや太ももの筋肉がますます使えるので、足腰が丈夫になり、健脚も手に入れられます。しっかりと歩き続けられる筋肉量が維持できるので、足腰の老化予防もおのずとかなうのです。

美肌が手に入り
足腰も丈夫になる

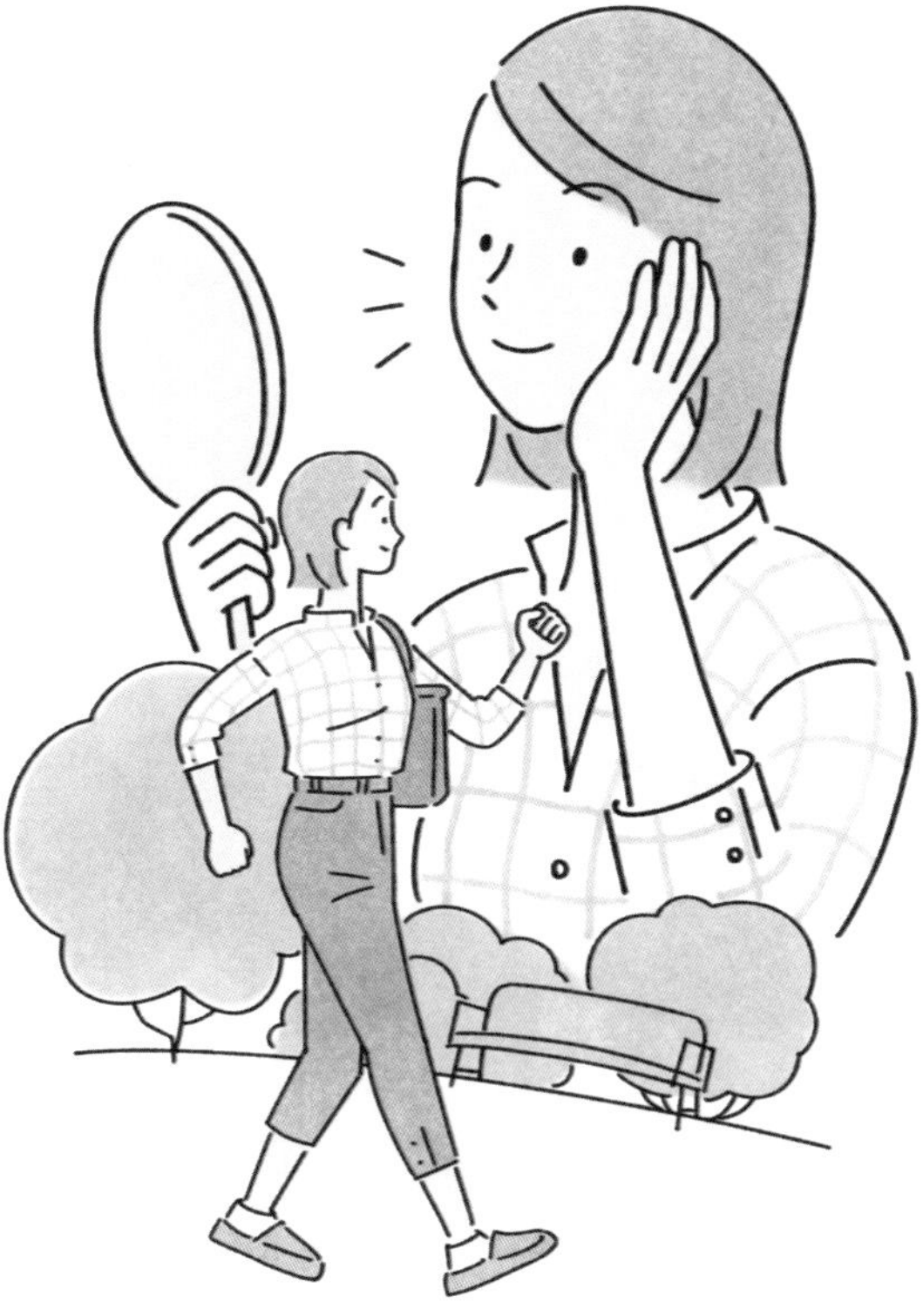

血流がよくなったことで栄養が行き届き、肌のターンオーバーが促進し、美肌に。ふくらはぎや太ももの筋肉がしっかり使えるので、足腰の老化予防にも◎。

やわらか足首なら美脚やダイエットも思いのまま！

足首がやわらかくなると、足首やふくらはぎ、太ももがほっそりしてきたという人は多いです。実際、足首が硬いときは、ふくらはぎや太ももなどの下半身の筋肉がほとんど使えていないため、血液やリンパの流れも悪く、足がパンパンにむくんだり、冷えたりします。血液やリンパの流れがよければ、体に不要なものは排出されて、必要なものは入ってくる、いい循環が生まれます。ふくらはぎや太ももなどの筋肉が使えるようになると、血液やリンパの流れが改善し、足のむくみや冷えも撃退できるのです。

また、全身の筋肉の7割を占める下半身の筋肉が働かなければ、消費エネルギーが減少し、基礎代謝も落ちて、やせにくく、太りやすい体になってしまいます。足首がやわらかくなると、姿勢や歩き方が改善するので、使える筋肉量が増加。消費エネルギーはおのずと増加し、無理なく自然にやせられるのです。
なかには、ボディラインや脚が引き締まり、今まで履けなかったジーンズが楽に履けたり、食べる量が変わらないのに体重がストンと9kg落ちたという人もいます。ふくらはぎや太ももの筋肉が使えるようになると、筋肉量の増加により基礎代謝も上がるため、リバウンドなしにダイエットが成功するのです。

自然とやせて
美脚になる人多数！

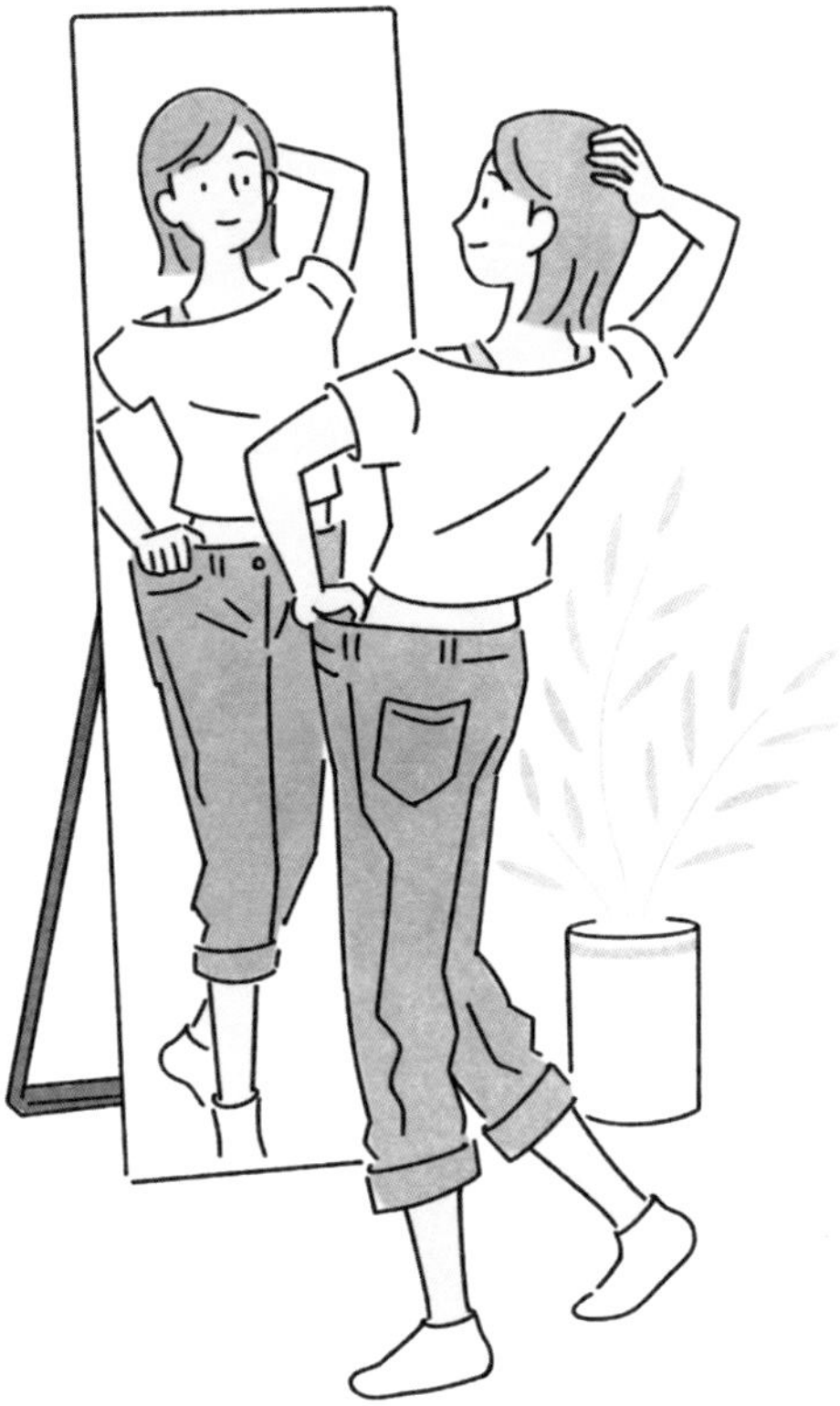

ふくらはぎや太もも、腰まわりの筋肉が使えるようになるので、脚が引き締まるほか、基礎代謝が上がり、やせやすく太りにくい体質に変身！

しゃがむ動作で足首の柔軟性をチェック！

足首の柔軟性を確認するのにもっとも手軽な方法は、しゃがむ動作です。実はしゃがむ動作は、足首だけでなく、体のさまざまな部位が複合的に動くことでできています。足首のみならず、ひざや股関節がきちんと曲がり、足首とつながりのある足裏や足の甲、ふくらはぎ、太もも、腰、お尻、背中の筋肉がやわらかく、しっかりのび縮みしているか確認。もし、足首が硬くなっている場合、かかとが地面につかなかったり、ほかの部位の筋肉や関節に、痛みや張り、詰まりなどの違和感が生じます。

人体の表と裏には、反対の働きを担う拮抗筋《きっこうきん》があります。本来拮抗筋は50対50の力で引っぱり合っていますが、表か裏の筋肉が硬くなると、反対の筋肉に負担がかかります。たとえばすねの筋肉が硬く使いにくくなっていたら、反対側にあるふくらはぎの筋肉が酷使されることになるのです。この日々の負担が蓄積し、痛みや張り、詰まりといった違和感が現れます。

のちほど紹介する、足首の柔軟性を高めるストレッチの前後に、ぜひ、しゃがむ動作を行ってみてください。次第に地面にかかとが楽につくようになったり、筋肉や関節の痛みや張り、詰まりが改善。足首を始め、体の筋肉と関節の柔軟性や本来備わる機能が回復し、スムーズにしゃがめるようになるでしょう。

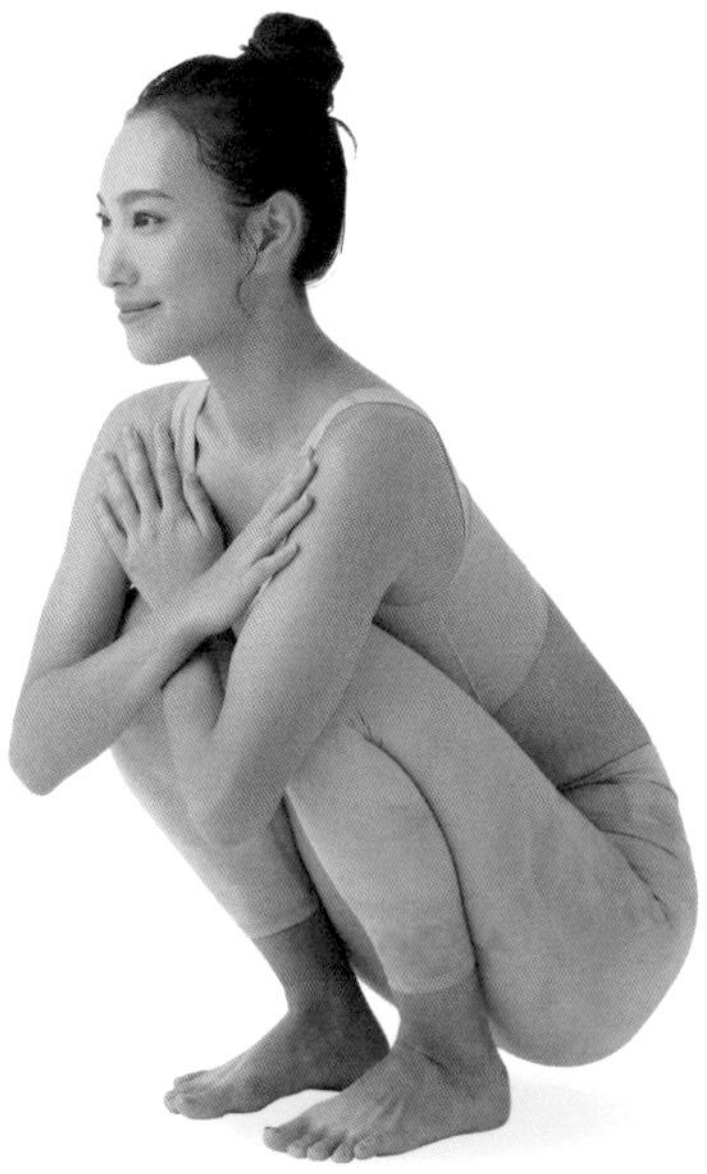

**しゃがむ動作で
自分の体の状態を知る**

きちんとしゃがむことで、足首だけでなく、ほかの筋肉や関節の柔軟性や機能も確かめることができる。

足首の柔軟性チェックテスト
のやり方

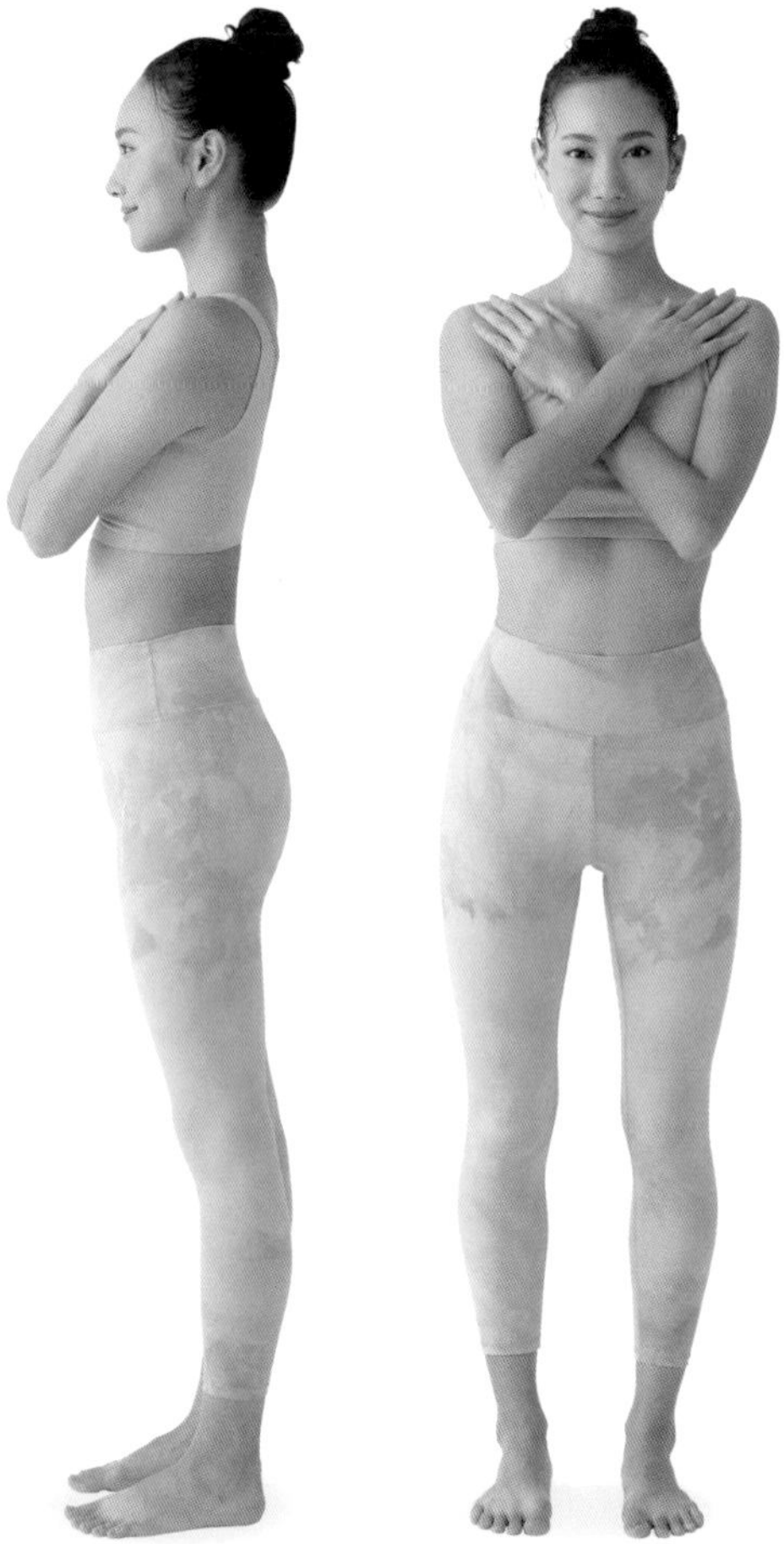

1

両足を軽く開いて立つ

両足を肩幅よりやや狭く開いて立つ。このとき、両足のつま先はまっすぐ前に向ける。両腕は胸の前で交差させて、両手を肩に置く。

2

かかとを地面につける

上体はそのままの姿勢で足首やひざ、股関節をしっかり曲げ、かかとが地面にぴったりつくようしゃがむ。

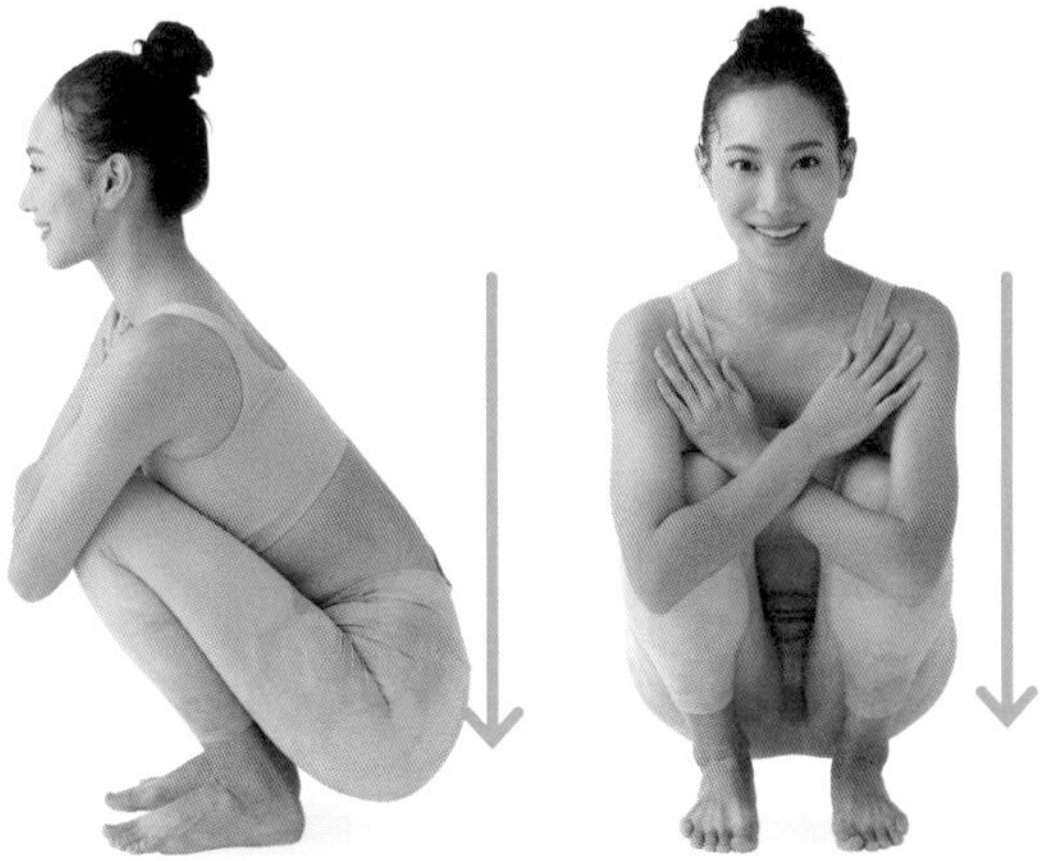

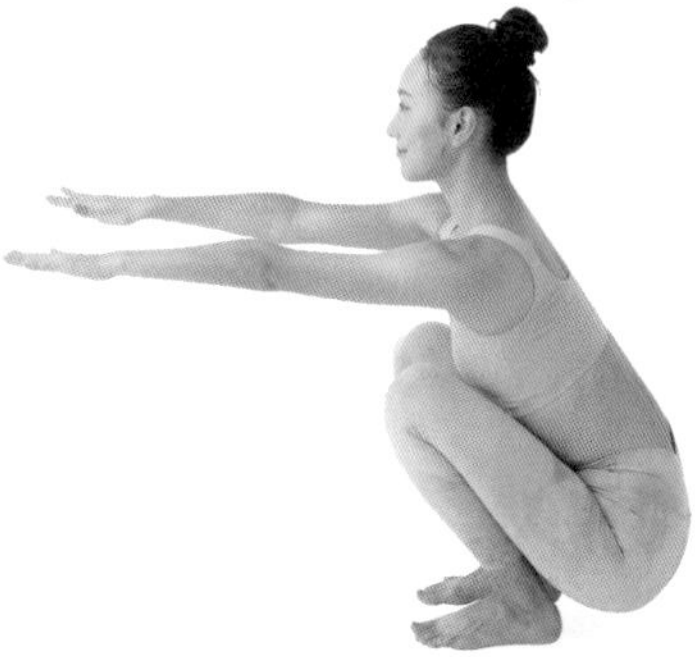

難しい場合は

しゃがもうとすると後ろにふらついたりして不安定になるようなら、両手を前にのばしてしゃがんでみて。体のバランスがとりやすくなる。

足首の柔軟性チェックテスト
の判定

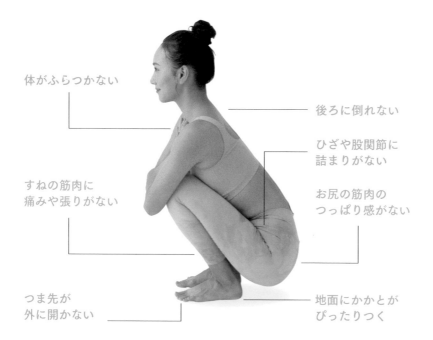

足首がやわらかい場合

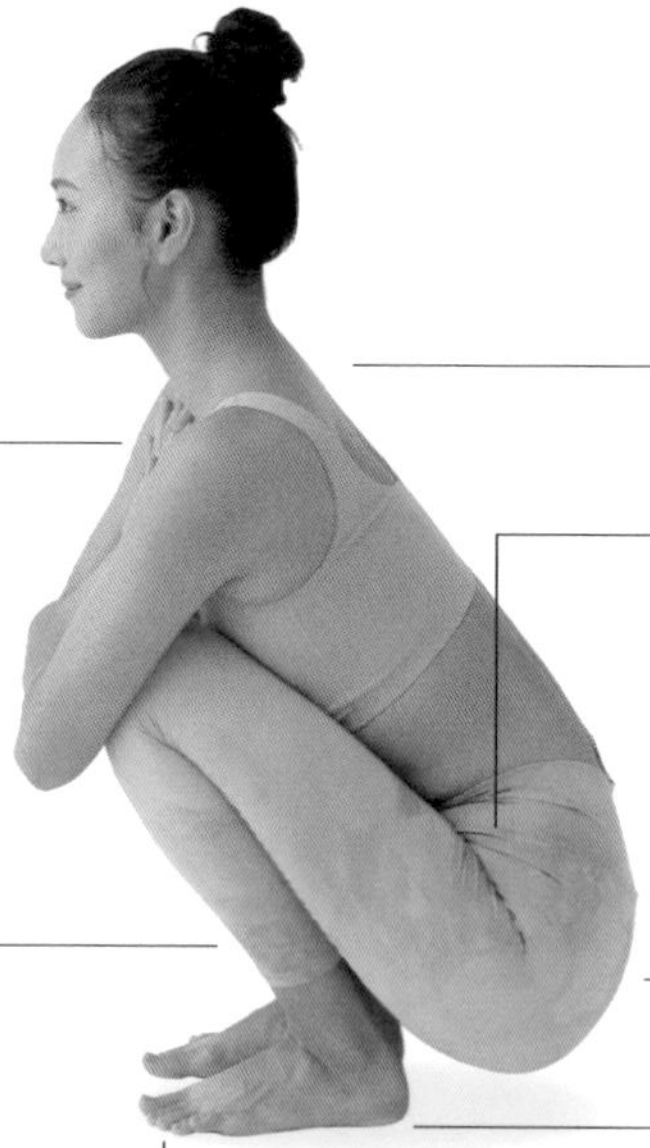
体がふらつかない
後ろに倒れない
ひざや股関節に
詰まりがない
すねの筋肉に
痛みや張りがない
お尻の筋肉の
つっぱり感がない
つま先が
外に開かない
地面にかかとが
ぴったりつく

しゃがむと、体がふらついたりせず、地面にかかとがぴったりとつき、すねやお尻などの筋肉に痛みや張りがなく、ひざや股関節が詰まることなく、スムーズに曲がるならOK。足首が柔軟に曲げのばしできているし、ほかの筋肉や関節の機能も保たれています。足首やわやわストレッチや、足首を固めない生活習慣を取り入れて、足首の硬化を予防しましょう。

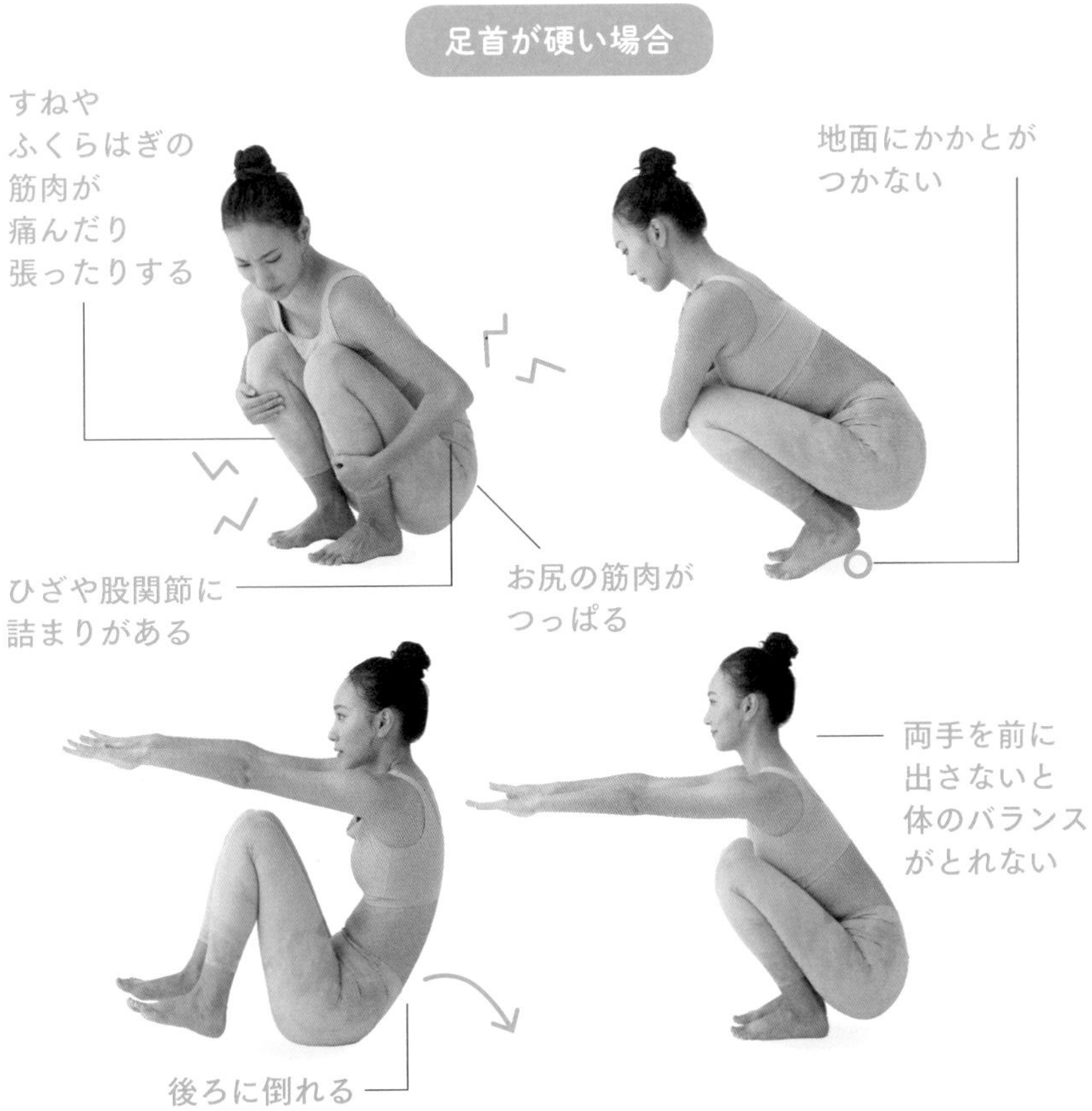
足首が硬い場合
すねや
ふくらはぎの
筋肉が
痛んだり
張ったりする
地面にかかとが
つかない
ひざや股関節に
詰まりがある
お尻の筋肉が
つっぱる
両手を前に
出さないと
体のバランス
がとれない
後ろに倒れる

地面にかかとがぴったりとつかないのは、足首の柔軟性が失われ、硬くなっている証拠。ひざや股関節がスムーズに曲がらず詰まりがあるのも、柔軟性がなくなり、可動域が狭くなっているからです。硬い関節をすねやふくらはぎ、お尻などの筋肉がカバーしようとして、過剰に使われ、痛みや張りを感じることに。体がふらついて手でバランスをとろうとしたり、後ろに倒れるのも足首やほかの筋肉、関節の柔軟性がなくなっていることが原因です。普段から足首やわやわストレッチや、足首を固めない生活習慣を積極的に取り入れて、足首をやわらかくほぐしていきましょう。

COLUMN

足首がやわらかいと夜間頻尿や婦人科系疾患も改善！

病院で夜間頻尿と診断され、薬を飲んでいても、症状が改善しない人は多いです。実は足首が柔軟になると、夜間頻尿が解消したという声も多々。寝ているときは体が水平になるので、日中、足にたまった血液やリンパ液などの水分が心臓に戻っていくので腎臓も水分がたくさん入ってきたと認識し、排出しようとして尿を作り出すのです。普段から足首をやわらかくして、ふくらはぎの筋肉を使えると、足にたまった水分は就寝前に心臓に押し戻され、夜間にトイレに行かずにすむようになります。もう１つ、子宮は骨盤中央の仙骨とつながっているため、骨盤がゆがむと、子宮も引っぱられ、血流が悪化し、生理痛や生理不順を招きます。足首が柔軟になると、股関節や骨盤のゆがみがとれ、子宮は引っぱられずに血流がよくなるので、生理痛や生理不順も改善するのです。

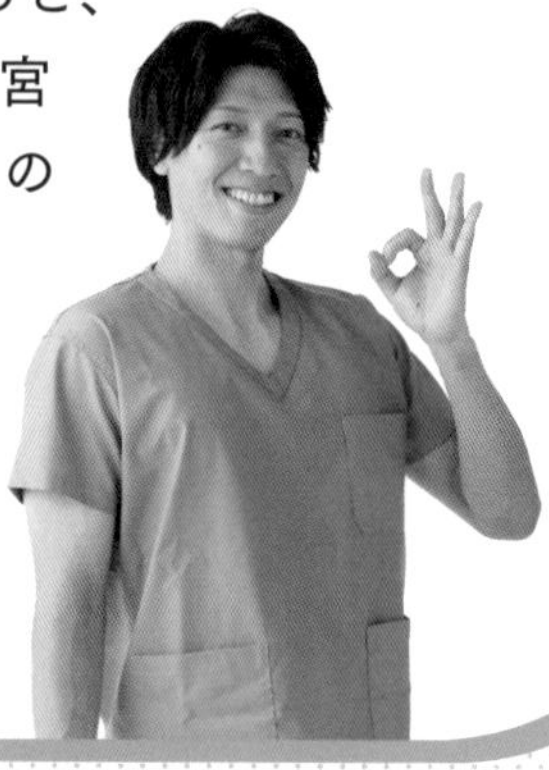

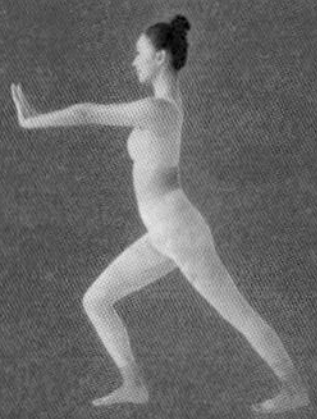

2章

しゃがむ力がついて
あらゆる不調が消える
足首やわやわ
ストレッチ

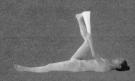

簡単3ステップで足首の柔軟性が効率よく高まる

健康な体づくりに欠かせない足首の柔軟性。これまで足首の柔軟性がほかの筋肉や関節の柔軟性にも深く関わっていることをお伝えしてきました。足首が硬くなると、ほかの筋肉や関節も硬くなったり、ゆがんだりして、姿勢が崩れ、全身の痛みや不調につながっていきます。そこで、足首の柔軟性を保つために大切なのが、足首を曲げる背屈の動きです。

前述したように足首には、背屈、底屈、内転、外転、回外、回内の6つの動きがあり、それらの動きが複合して、足首がスムーズに動いています。この6つの動きのなかで、**足首を曲げる背屈の動きができれば、どんな人でもほかの足首の動きもよくなっていく**のです。

そこで、足首をやわらかくすることに特化した、選りすぐりの基本の足首やわやわストレッチを3ステップで用意しました。❶足首を曲げるために欠かせないアキレス腱やふくらはぎの筋肉をほぐし（P52）、❷足首やふくらはぎが硬いせいで酷使されたすねの筋肉をのばし（P56）、❸足首を曲げる際に後方に動く距骨を押し込む（P60）ことで、足首が楽に曲がるようになります。

基本の足首やわやわストレッチは、わずか3ステップに足首をやわらかくする秘訣が凝縮されているのです。

足首を即やわらかくして
全身の痛みや不調を撃退

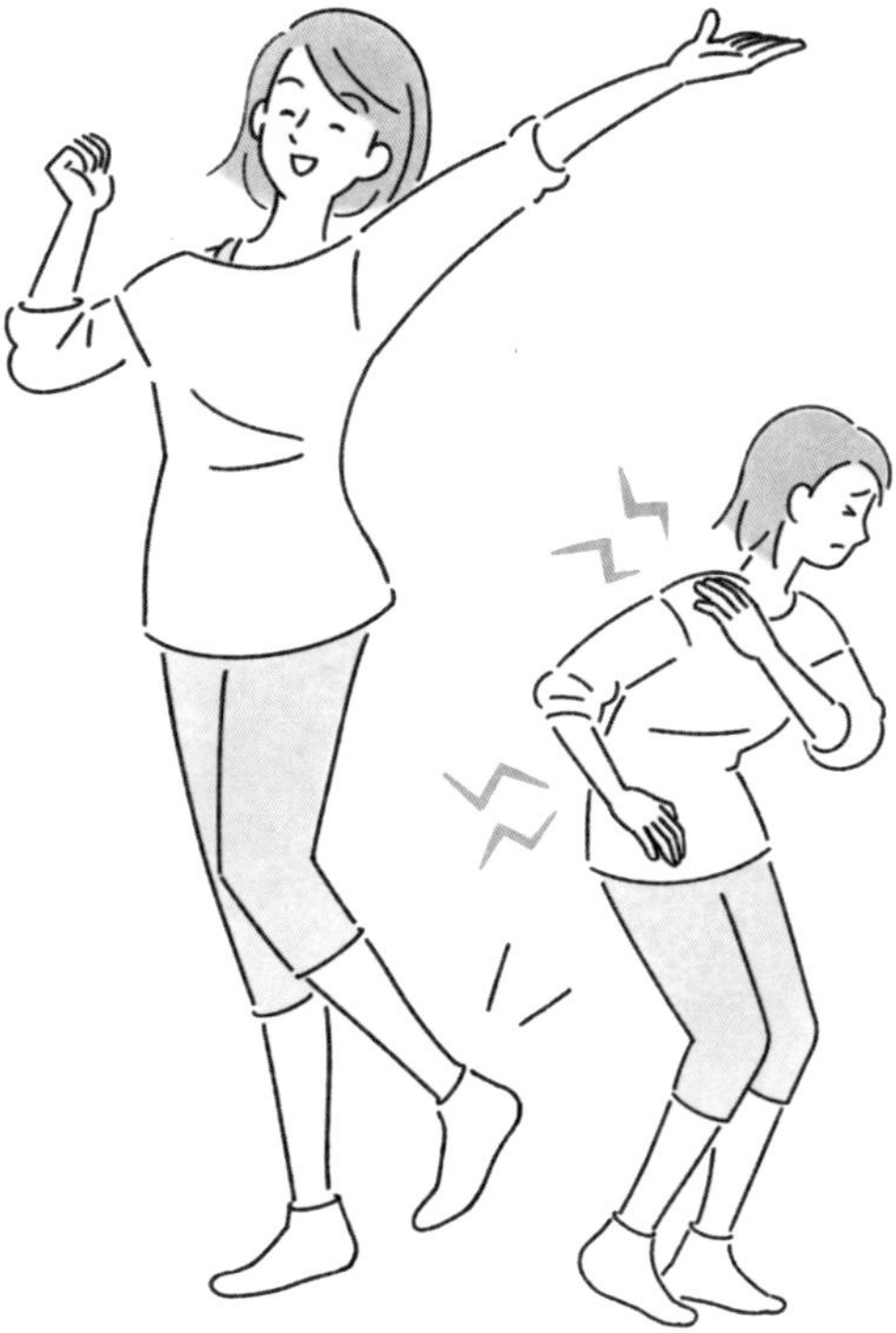

足首をやわらかくする秘訣が詰め込まれている3ステップのストレッチで、その効果は一度で実感できる。全身の痛みや不調がみるみる改善！

たった30秒で眠っていた筋肉を呼び覚まし使えるようにする

正しい姿勢を保ったり、あらゆる動作をスムーズに行うために必要不可欠な筋肉。とはいえ、筋肉を鍛えるのは容易ではない、と筋トレに苦手意識を持たれている方も多いのではないでしょうか。

足首やわやわストレッチは、硬くなった足首に関係する筋肉を30秒間のばすのが特徴。足首やわやわストレッチをすれば、こり固まって普段はまったく使えていなかった筋肉がやわらかくのび縮みするようになって、きちんと働き始めます。5秒、10秒の短いストレッチでは、なかなかほぐれなかった硬い筋肉でも、30秒間ストレッチをし続けることで、じんわりと刺激が行き届き、ほぐれていくのです。反対に1〜2分以上、同姿勢でストレッチし続けることはおすすめしません。

体や筋肉は、同じ姿勢を続けると、必ず疲れてしまいます。たとえ最初は楽に感じた姿勢でも、1分以上続けると、疲労やストレスを感じるようになるのです。また、1回長くやるよりも、30秒をちょこちょこ続けたほうが効果は高いです。新たに筋肉をつけるのは時間がかかります。それよりも今ある筋肉を30秒間のストレッチで呼び覚まして、使える筋肉に変えていきましょう。

普段使えていなかった筋肉が30秒ストレッチで復活!

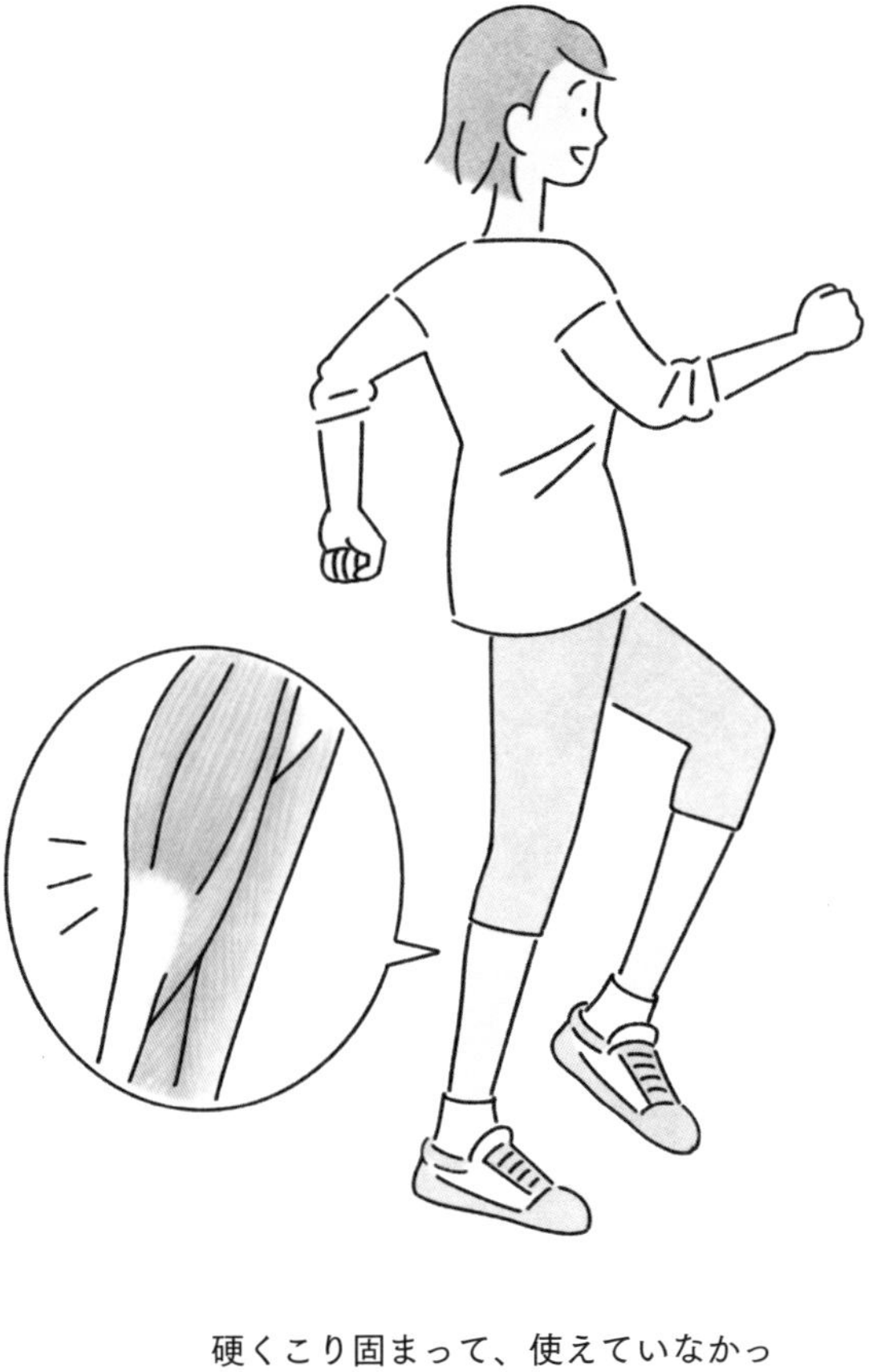

硬くこり固まって、使えていなかった筋肉がのび縮みするようになり、働き始める。

3姿勢対応だから思い立ったらいつでもどこでもできる

基本の足首やわやわストレッチは、ストレッチ1種類につき、座り姿勢、立ち姿勢、寝姿勢の、3つの姿勢を紹介します。3つの姿勢ならどれでも、その日、そのときどきの自分がいちばんやりやすいものを1つ選んでやれば、OKです。

たとえば、座り姿勢なら、テレビを見ているときや仕事の休憩時、立ち姿勢なら、外出先での待ち時間やお手洗いに行ったとき、寝姿勢なら、朝起きたときや夜寝る前のベッドの上というふうに、普段の生活の中に無理なく取り入れられるのです。

朝昼晩の時間帯を問わず、家や職場、外出先でも、ちょっとした空き時間を見つけたら、すぐに取り組めるので、非常に続けやすいのが利点。

たとえ30秒という短い時間でも、毎日続けたら、その効果は絶大です。子どものころからしゃがんだ際、地面に一度もかかとがついたことがないという重度の硬い足首の人でも、もれなくやわらかくなり、楽にしゃがめるようになります。足首に関係する筋肉や関節がやわらかくなるので、姿勢が整って血流が改善し、体のさまざまな部位の痛みや不調が解消できるのです。

いつでもどこでもできるので続けやすいし効果が出やすい

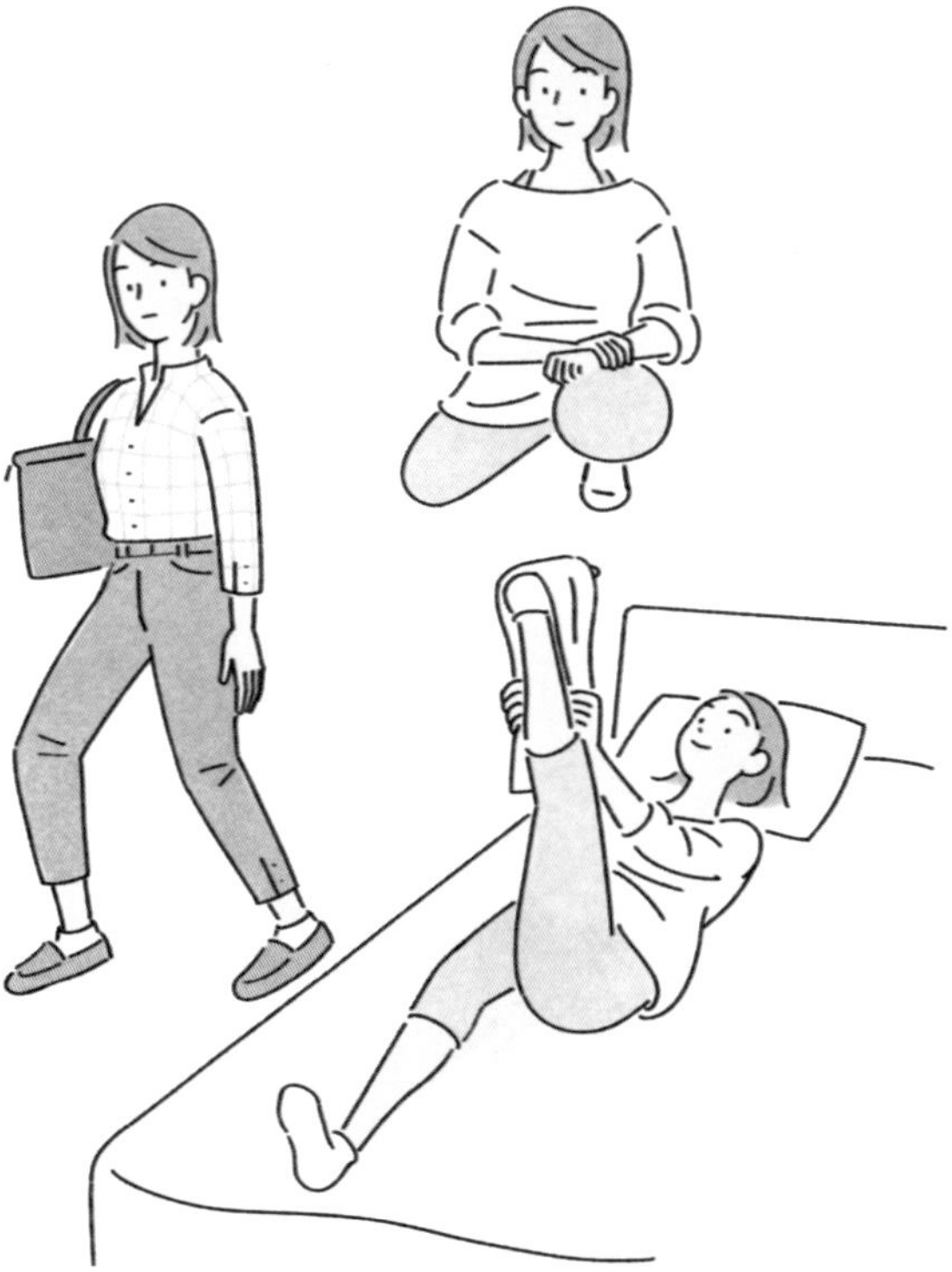

座り姿勢、立ち姿勢、寝姿勢の、どの姿勢でもできるので、思い立った瞬間に取り組める！

足首やわやわストレッチの効果を最大限に引き出すコツ

足首やわやわストレッチをすると、早い人なら一度で楽にしゃがめて、2〜3週間で体の痛みや不調が改善できます。子どものころから一度もしゃがめたことがないほど足首が硬い人でも、2〜3週間で体の変化が感じられ、2〜3ヶ月後には体調がよくなっているはずです。ストレッチの前後にしゃがむ動作をすれば、たった一度でも足首がやわらかくなったことを実感できるでしょう。

ストレッチの注意点は、やりすぎないこと。**やりすぎるとかえって、筋肉が硬くなってしまう**からです。基本は1日1セット、多くとも3〜5セットまでにしてください。毎日少しずつ続けることで、最大限の効果が得られます。

硬い足首や筋肉がやわらかくなり、**関節の可動域を100％取り戻して、痛みや不調が解消したら、ペースダウンしてOK。**ちょこちょこしゃがんで、足首が硬くなったときに、足首やわやわストレッチを再度取り入れてください。
安定期に入るまでの妊娠中の人は、ストレッチをしないように。関節に痛みがある人は、痛みが出ない程度に軽く曲げるぶんには問題ありません。基本的に筋肉をのばしているときの痛気持ちよさは問題ないですが、ストレッチをしているときに鋭い痛みを伴う場合は、一旦お休みするようにしてください。

痛みを伴うストレッチはNG

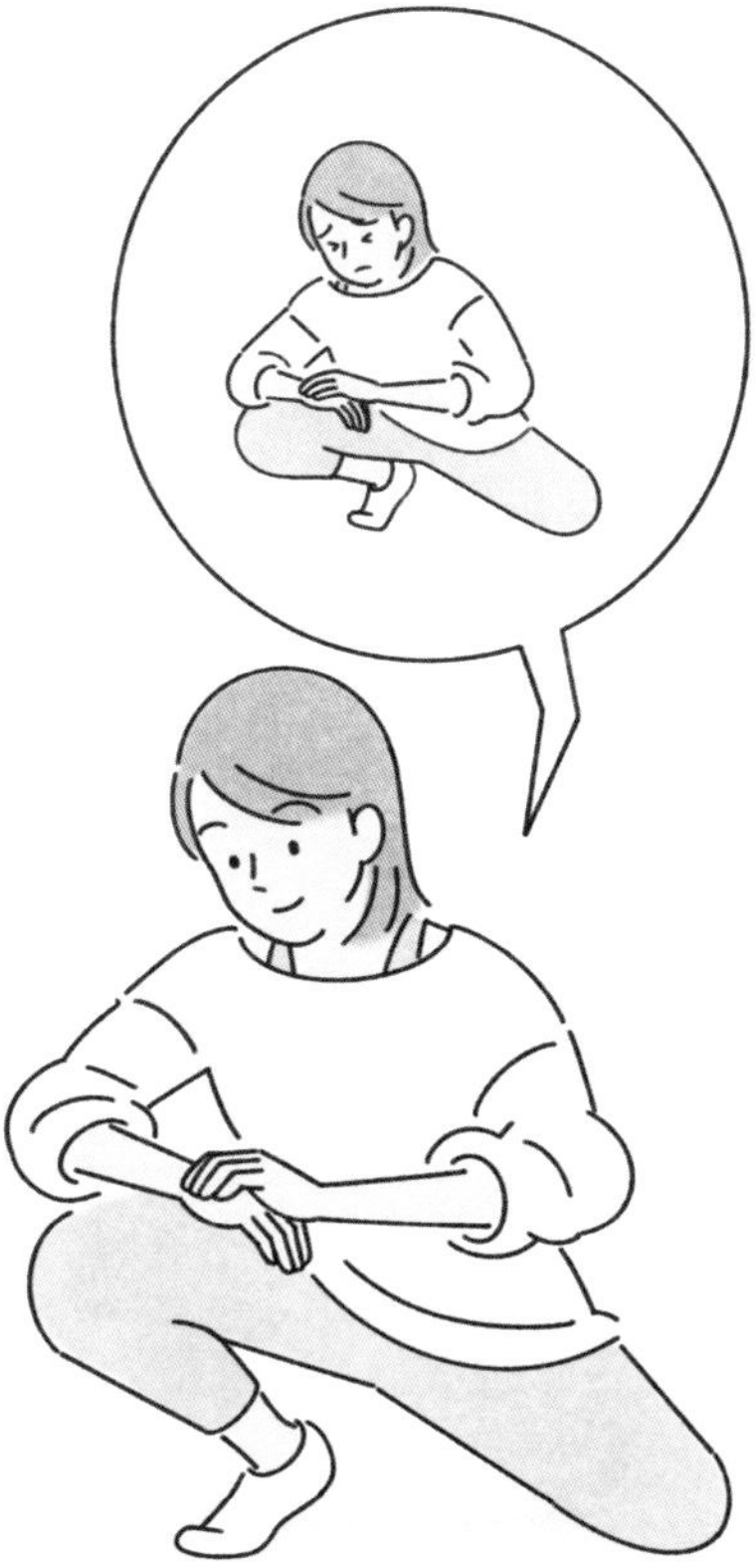

ストレッチは、痛みが出るほど強く押したり、曲げのばししたりするのはNG。痛気持ちいい程度の力加減で行うことが大切。

ふくらはぎと足首の硬さを撃退！

30
秒

基本の足首やわやわストレッチ-❶

アキレス腱のばし

アキレス腱は、ふくらはぎにある腓腹筋とヒラメ筋の端の細くなった部分にある腱のこと。

足首の曲げのばしがしにくくなっている主因は、ふくらはぎにある腓腹筋とヒラメ筋がこり固まっているせい。これら、ふくらはぎの筋肉をしっかりストレッチすることで、付随するアキレス腱も柔軟性が高まります。

足首の曲げのばしがしやすくなるので、腰痛や坐骨神経痛、股関節痛を始めとする多くの痛み、不調を改善。

ふくらはぎの筋肉が働くようになるため、血液やリンパ液の流れも促進。高血圧や冷え症、足のむくみも素早く改善できます。太かった足首やふくらはぎも、引き締まっていくでしょう。

座り
姿勢
でするなら

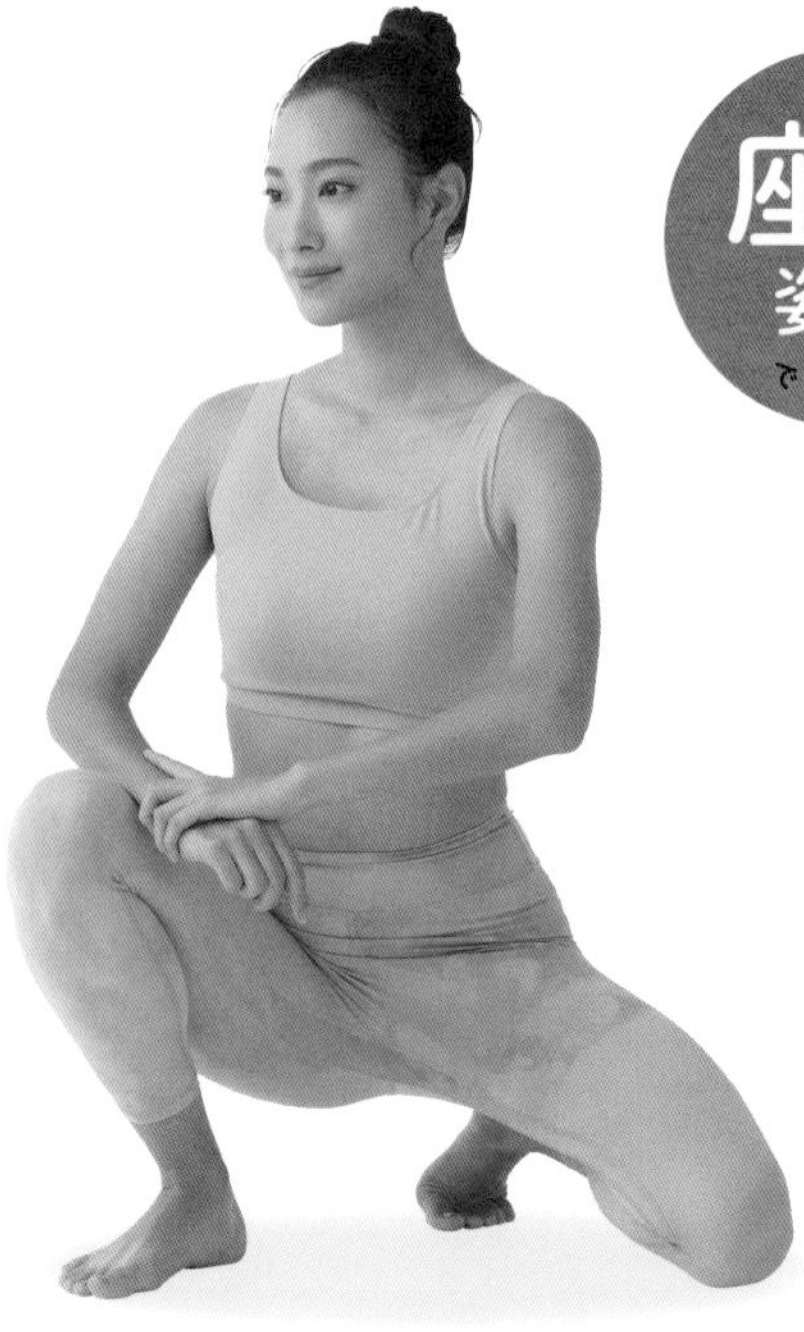

1

腰を上げて立てひざをする

床に座り、腰を上げて、右足を前に出す。このとき、左足のひざは床につき、左の足指を床にしっかりつける。

※座り、立ち、寝姿勢の3つのやり方を紹介しています。いずれかやりやすい姿勢を1つ行えばOK。

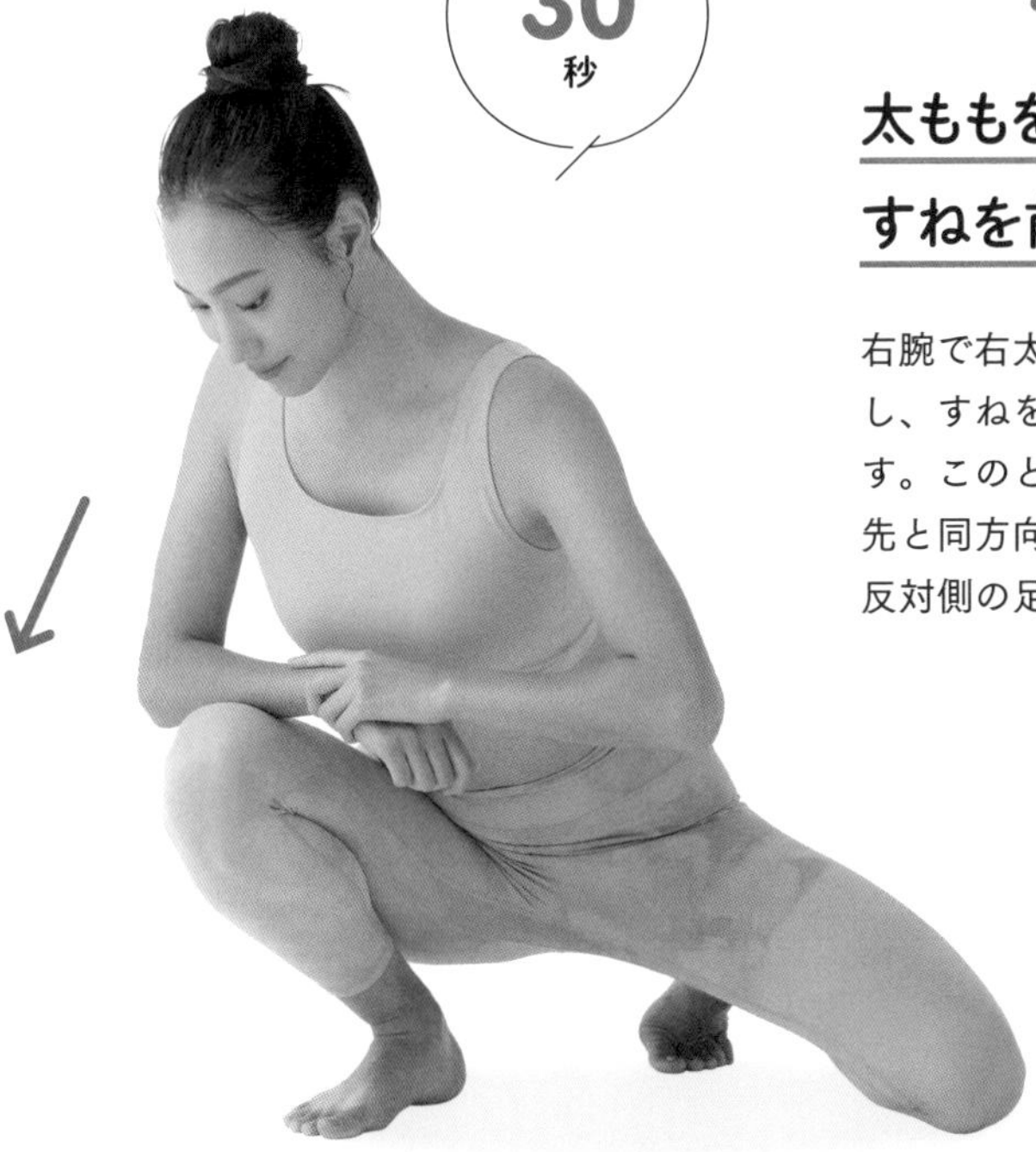

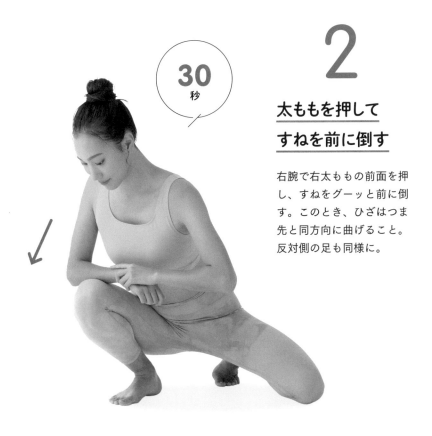

30
秒

2

太ももを押して すねを前に倒す

右腕で右太ももの前面を押し、すねをグーッと前に倒す。このとき、ひざはつま先と同方向に曲げること。反対側の足も同様に。

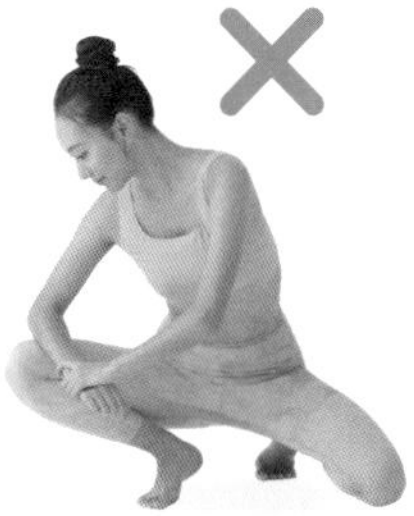

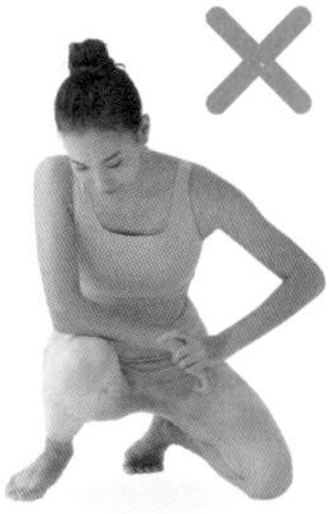

NG

前足のひざは、内側と外側のどちらに倒れても×。ひざがねじれるので、痛みが生じてしまう。

立ち姿勢でするなら

前足に体重をかけ
アキレス腱をのばす

1

両足を
軽く開いて立つ

両足を左右にこぶし1個半分、開いて立つ。

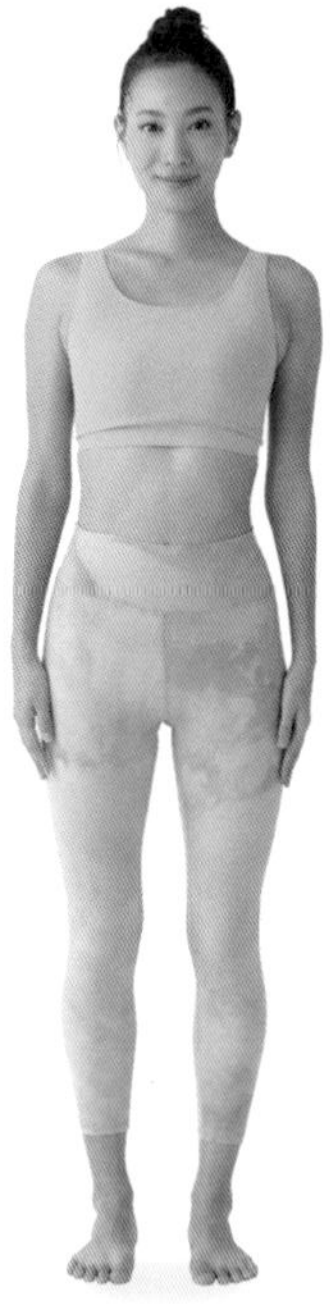

2

30秒

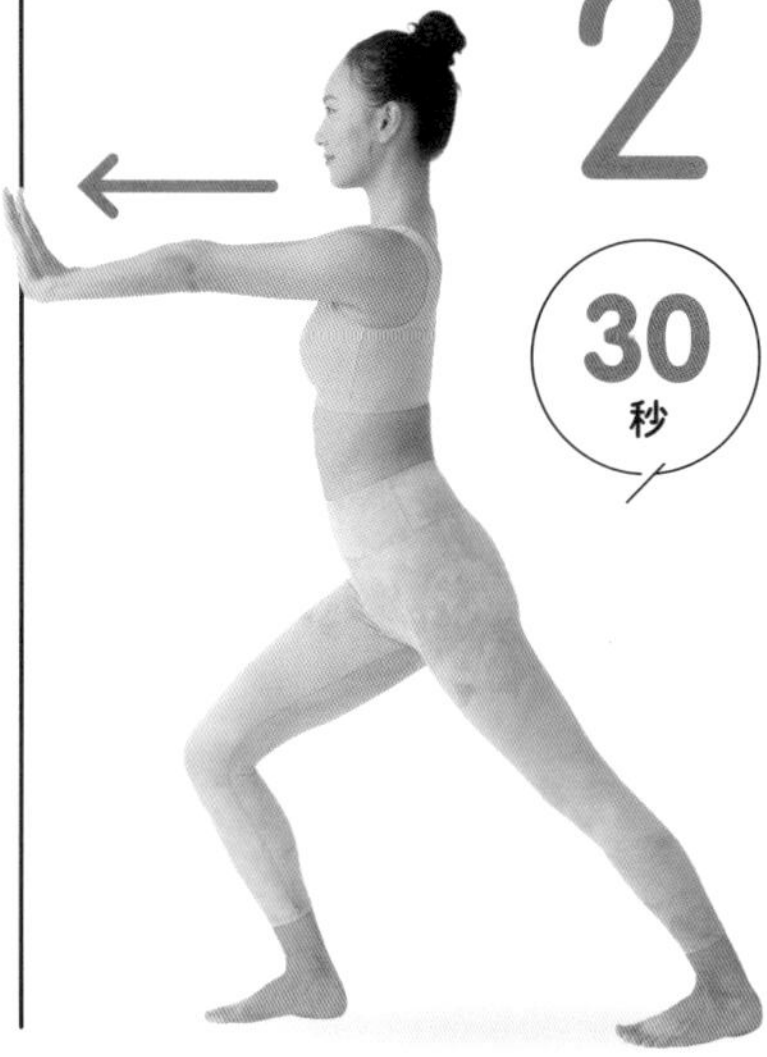

右足を肩幅より少し広めに、大きく一歩前に出す。両手は肩の高さで前方にのばし、壁につく。右足に体重をのせて、体を前に倒し、左足のかかとは地面につけたまま、アキレス腱をじんわりとのばす。このとき、呼吸は止めないこと。反対側の足も同様に。

POINT

壁がない場合は、壁に両手をつかなくてもOK。ただし、壁に手をついたほうが体勢が安定しやすいため、体がより前方に傾き、アキレス腱をしっかりのばすことができる。

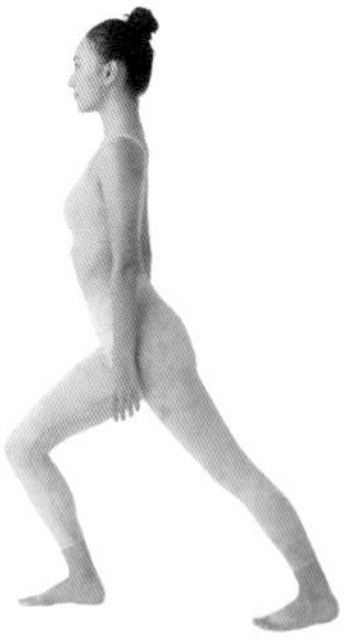

寝姿勢でするなら

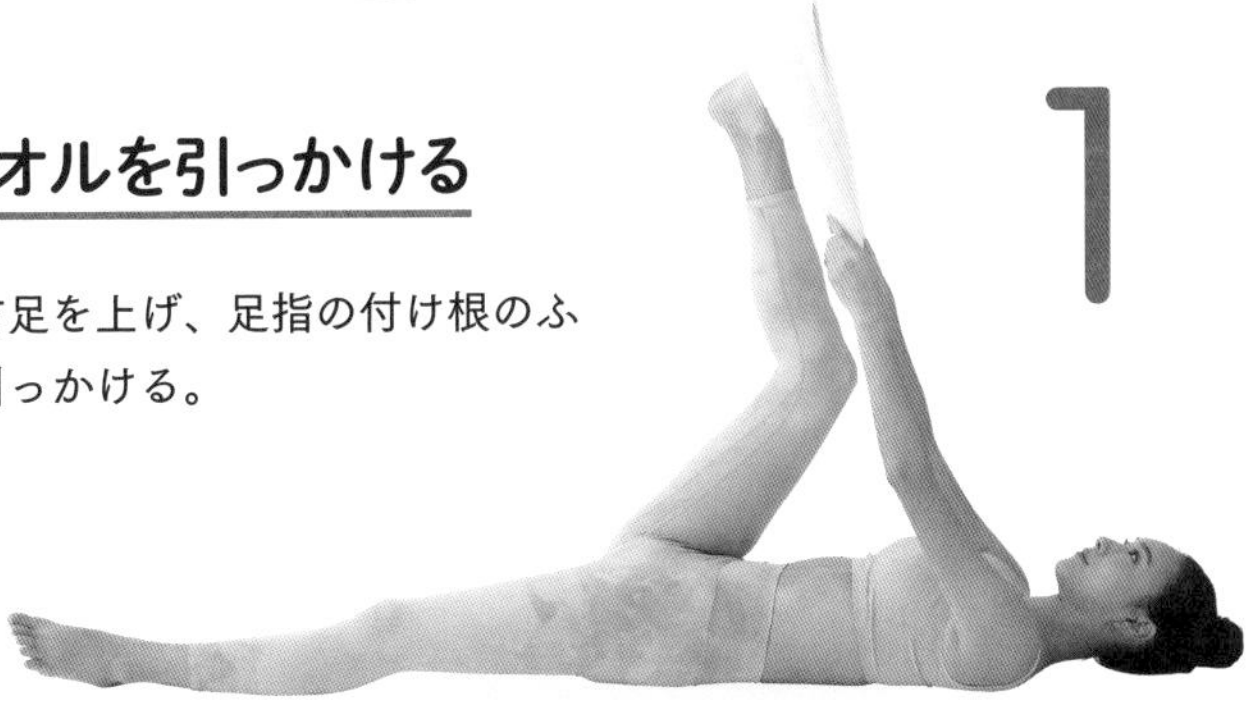

1 上げた足にタオルを引っかける

あお向けに寝て、右足を上げ、足指の付け根のふくらみにタオルを引っかける。

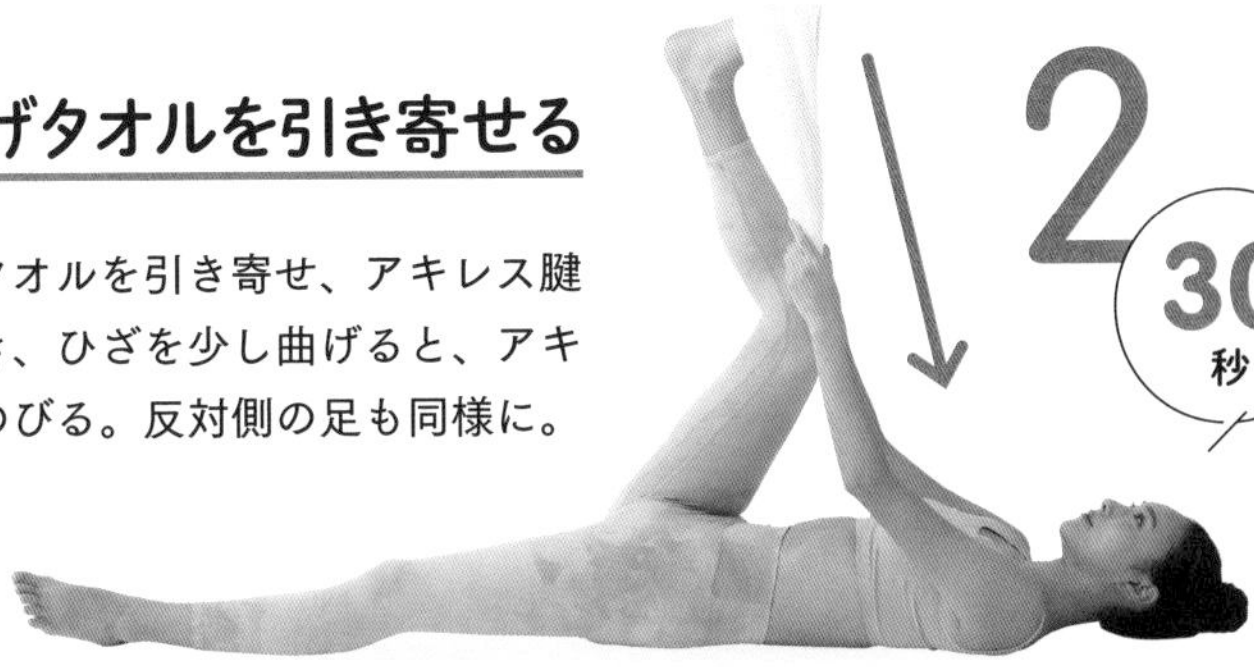

2 ひざを軽く曲げタオルを引き寄せる

30秒

両手で体のほうにタオルを引き寄せ、アキレス腱をのばす。このとき、ひざを少し曲げると、アキレス腱がきちんとのびる。反対側の足も同様に。

NG

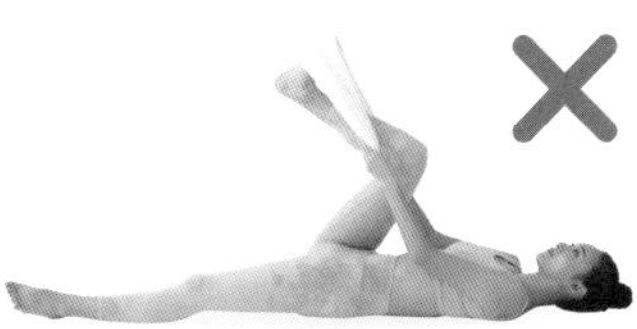

✕

ひざを完全に曲げてしまうと、アキレス腱が十分のびない。

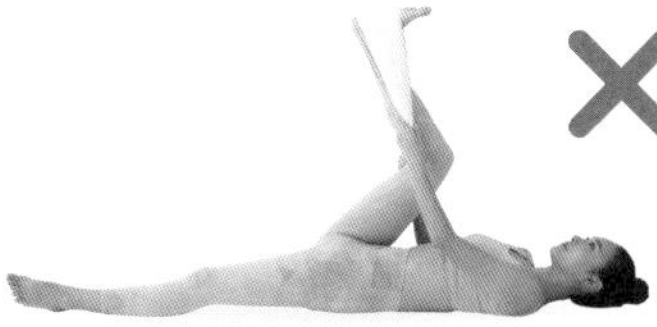

✕

足の土踏まずにタオルをかけると、アキレス腱がのびにくい。

すねの筋肉の柔軟性をアップ！

基本の足首やわやわストレッチ-❷

すねのばし

30秒

すねにある前脛骨筋は、足首を曲げるためには欠かせない筋肉。ここが収縮することで、足首が曲がるのです。

すねの筋肉とふくらはぎの筋肉は拮抗していて、引っぱり合う関係のため、すねの筋肉が硬くなると、ふくらはぎの筋肉も硬くなってしまいます。ふくらはぎ全体が硬くなり、血行不良を招くので、すねの筋肉をきちんとゆるめておく必要があるのです。

すねの筋肉が硬いと、前重心になりやすく、上体が前傾したりして姿勢が崩れがちに。すねとつながる太ももの前の筋肉も硬くなり、反り腰になって腰痛が生じます。すねの筋肉が柔軟だと、姿勢と血流が改善し、腰痛やむくみ、慢性疲労なども解消できるでしょう。

座り姿勢でするなら

1

立てひざで座る

あぐらで床に座り、左足を前に出し、ひざを曲げて立てる。このとき、左足のかかとはつける。

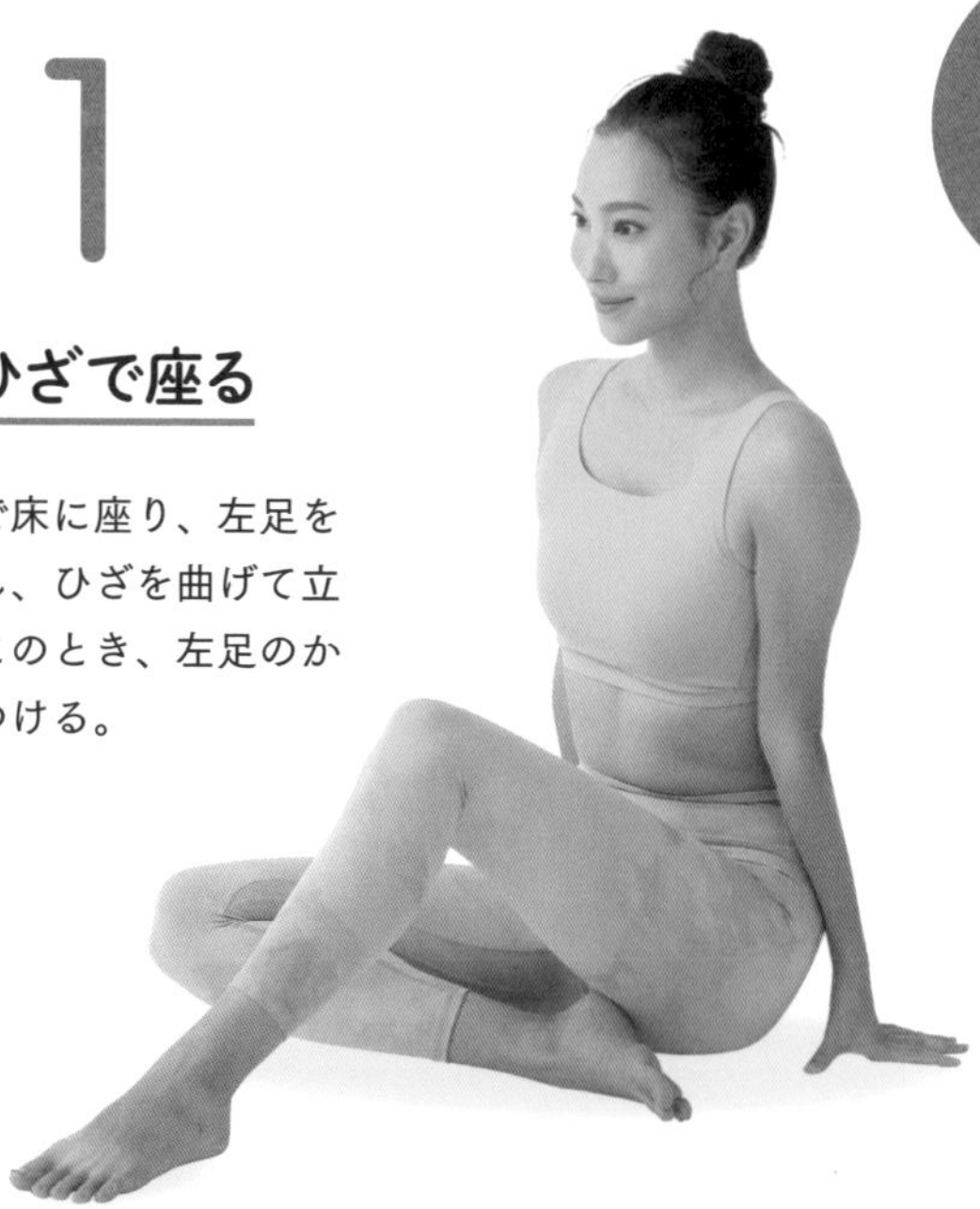

2 すねを押して足首を曲げのばし

足首をギュッと曲げると、ボコッと出てくるすねの筋肉の前脛骨筋を、両手の親指か、人差し指から小指の４指のやりやすいほうで押す。ひざ下から足首上まで上から下へと押す位置を変えながら、足首の前後の曲げのばしをくり返す。親指で押すと力を入れやすく、４指で押すと肩に力が入りにくいのが利点。反対側の足も同様に。

30秒

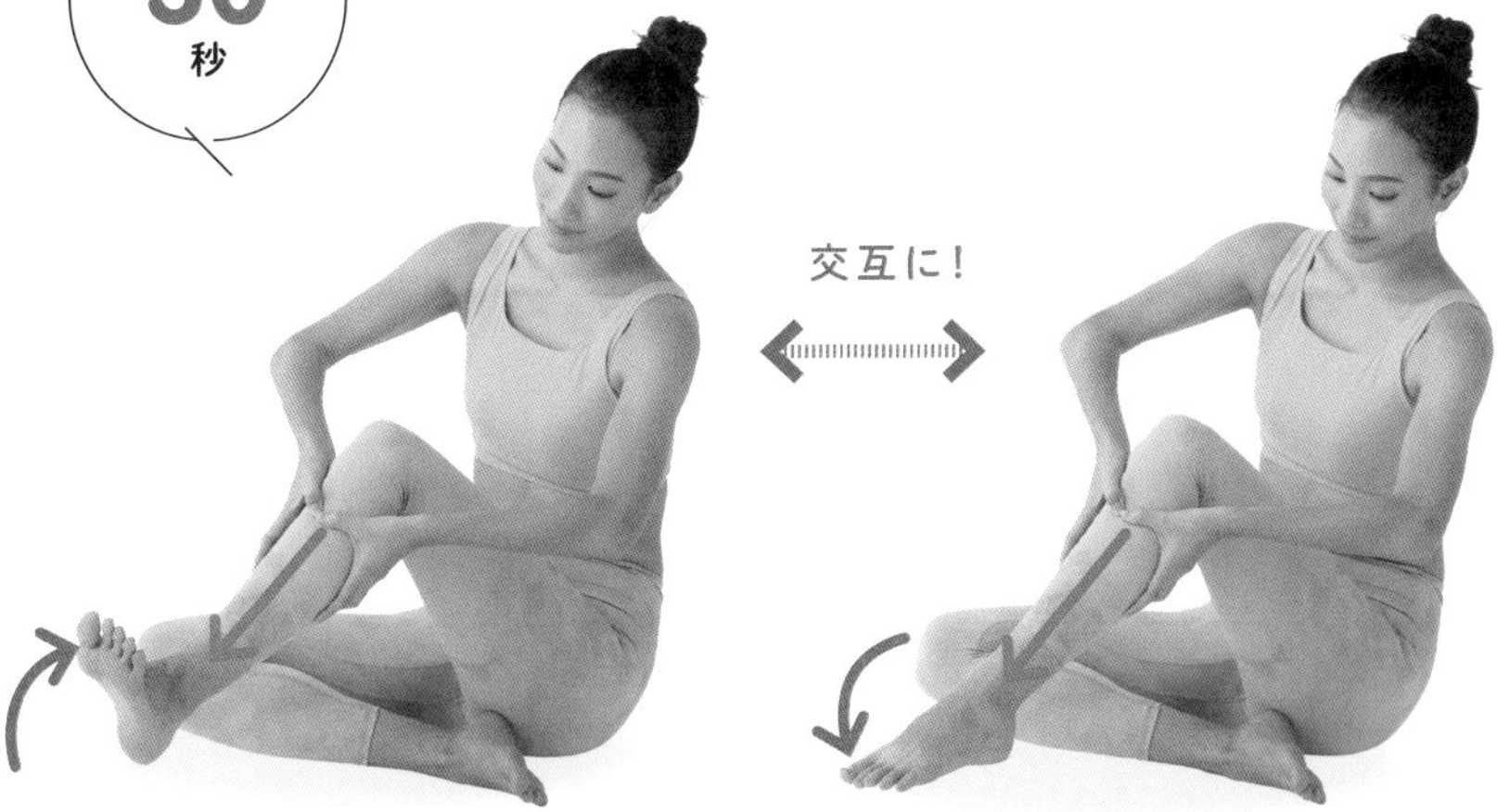

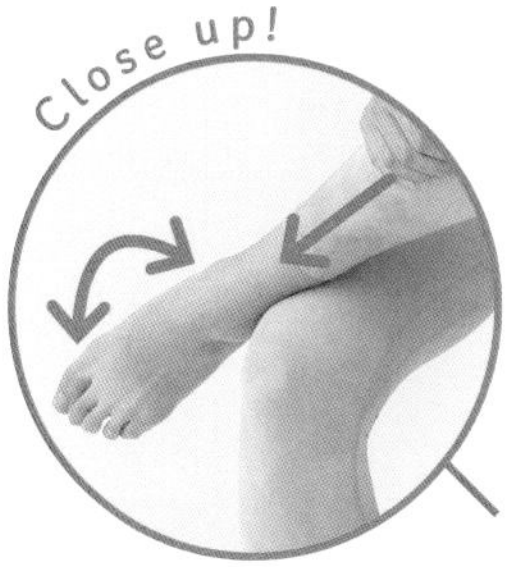

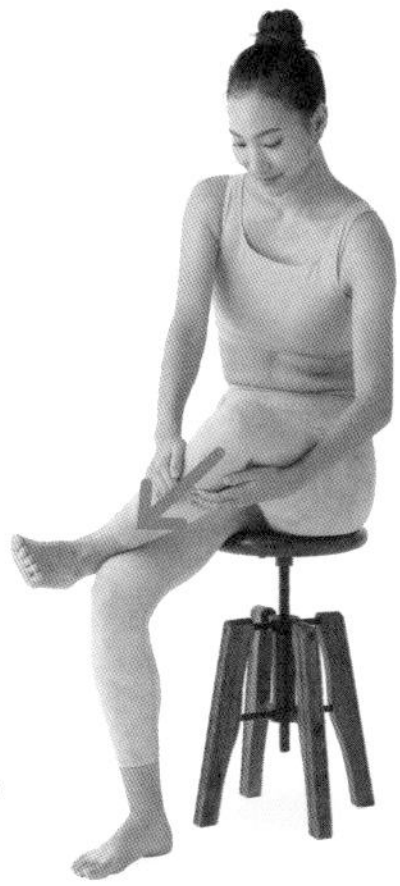

POINT

イスに座って行ってもOK。
楽な姿勢で行うといい。

立ち姿勢でするなら

1

両足を軽く左右に開く

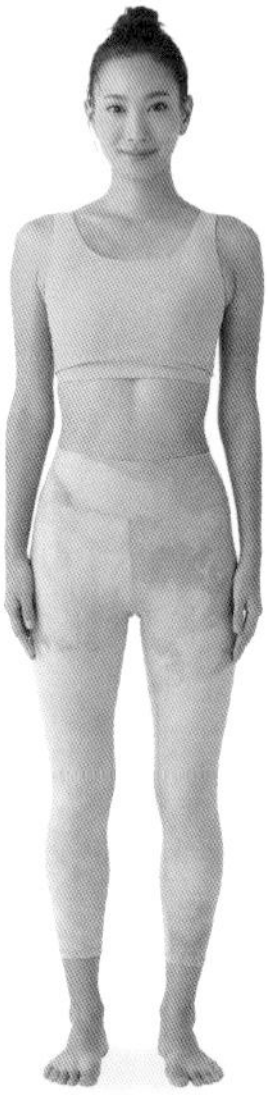

両足はこぶし１個半分、
左右に開いて立つ。

2

後ろ足の甲を地面に近づける

30秒

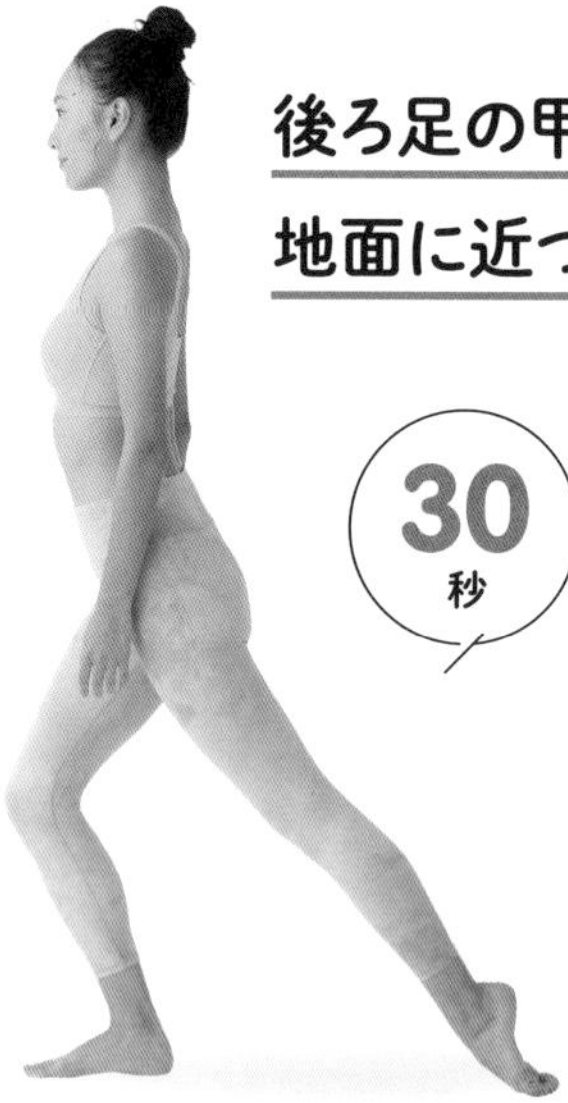

右足を前に大きく一歩前に出し、左足の甲を地面に近づけるイメージで、左足指を地面に押しつける。このとき、体重は前足８：後ろ足２の割合でかける。左の足首の前がのびているのを実感して。反対側の足も同様に。

POINT

片足を大きく一歩前に踏み出して、ふらつくようなら、壁に手をついてもいい。

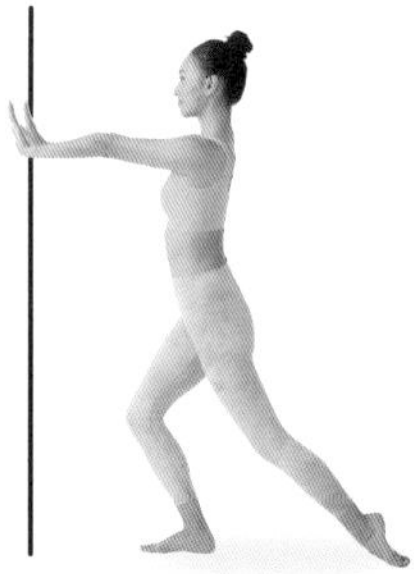

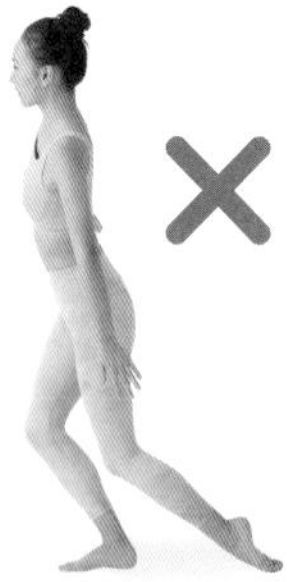

×

NG

両足を前後に開く際、狭すぎると、体が安定せずにふらつくので×。

寝姿勢でするなら

1 あお向けに寝る

床やベッドの上で、あお向けに寝る。

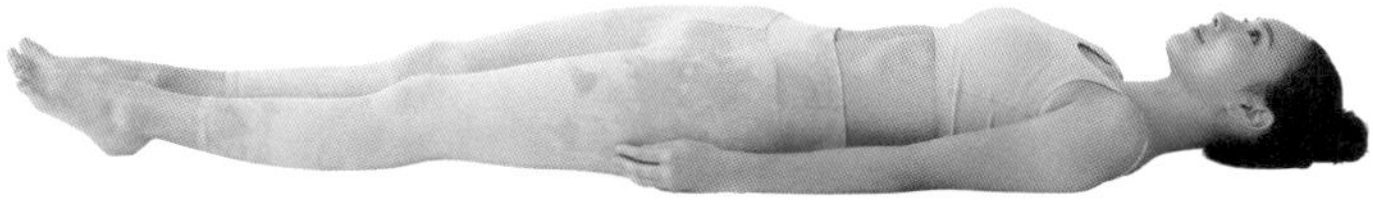

2 かかとですねを押しさする

右足のかかとで、左足のひざ下から足首の上まで押したり、さすったりして刺激する。反対側の足も同様に。

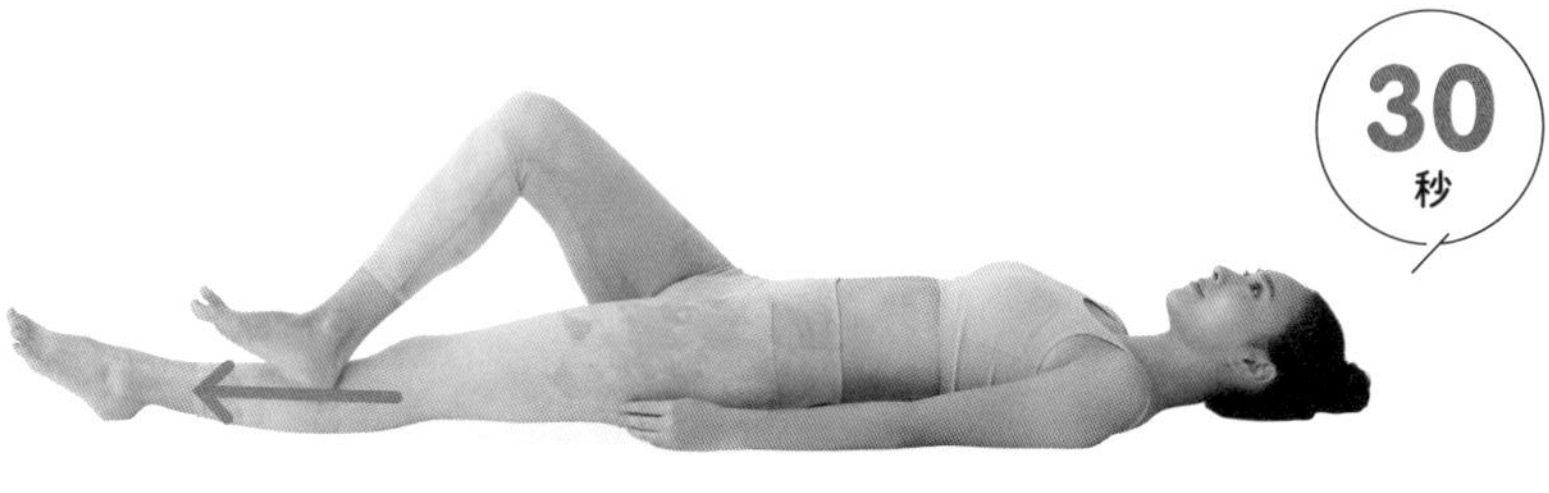

NG

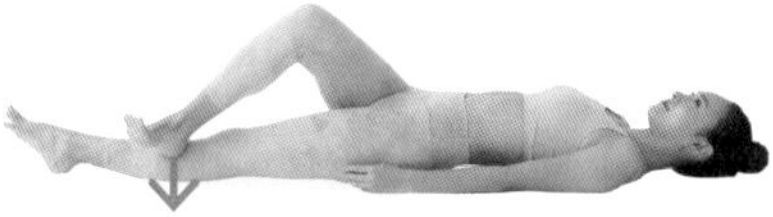

かかとで押す際は、力を入れすぎないように。足の重みで刺激すればOK。

足首の動きをスムーズにする

30秒

基本の足首やわやわストレッチ-③

距骨押し込み

距骨とは、すねの骨の脛骨、その外側にある腓骨と、かかとの骨の踵骨の間にある、足首の骨のこと。足首を曲げのばしする際は、距骨の上にある距腿関節が軸となって動いています。足首をのばすときは、距骨が前に出て、足首を曲げるときは距骨が後ろに引っ込みます。ところが足首がのびたまま固まると、距骨は前に出たままで足首が曲がらなくなるのです。そこで、足首の動きの軸となる距骨を押し込んで、足首の曲げのばしをスムーズにするのです。

距骨の位置がよくなると、周りにあるすねやふくらはぎの筋肉も動き、機能が向上。足首が柔軟に動くので、体中の痛みや不調が改善。特にむくみが気になる人は、足首やせや脚やせがかなうのです。

座り姿勢でするなら

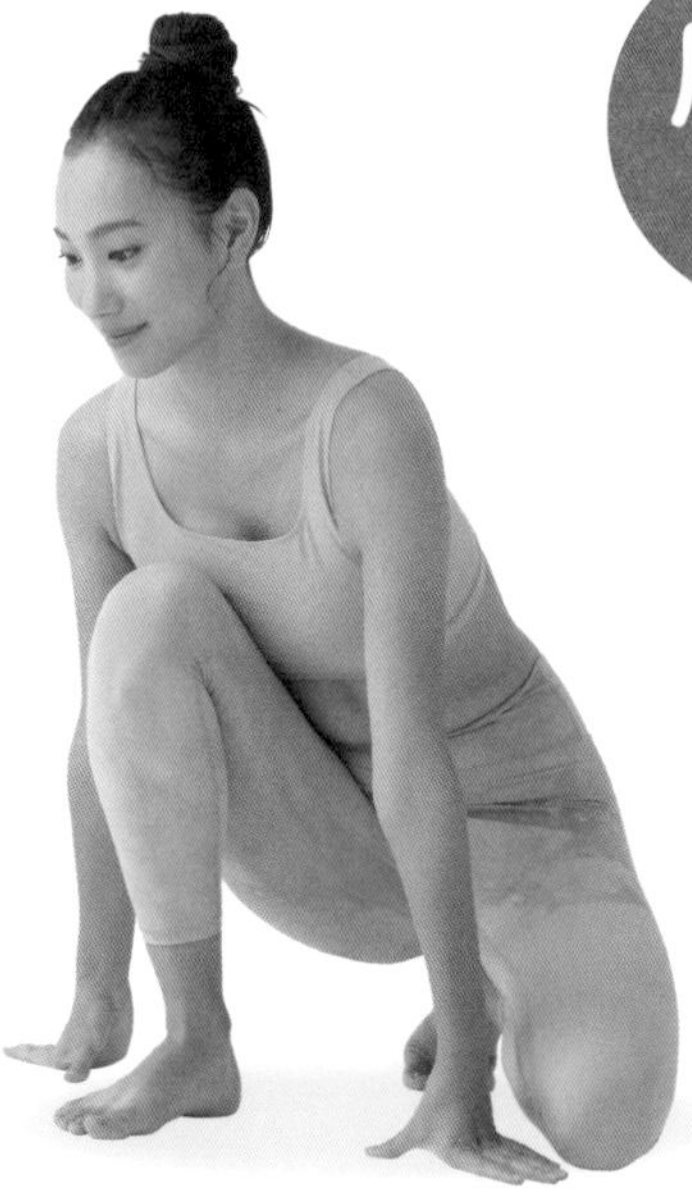

1

右足を前に出して左ひざをつく

床に座り、右足を曲げて前に出す。左足はひざをついて足指は床につける。

2 足首前面のくぼみに親指を置く

足首の前面にあるくぼみに、両手の親指を置く。

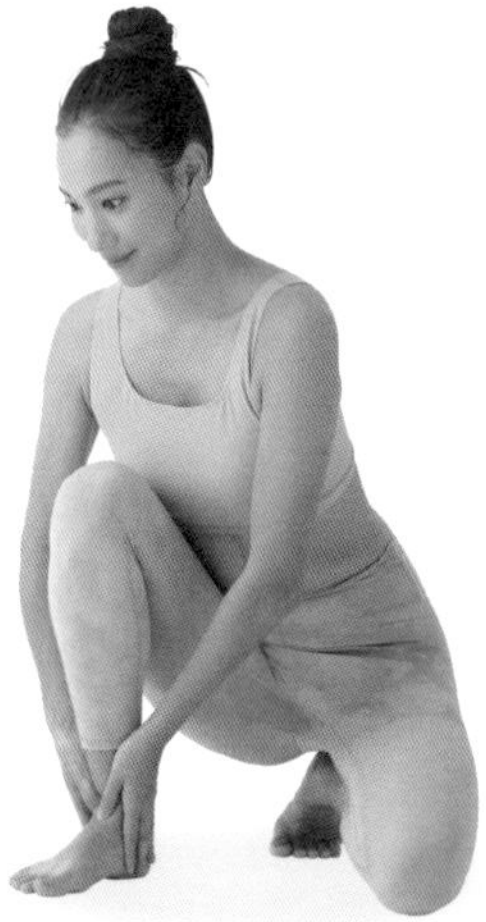

POINT

足首を曲げのばしすると、足首の前面にあるくぼみ＝距骨が見えてくる。距骨の位置がわからない場合は、内くるぶしと外くるぶしを結んだ中間点を押すといい。

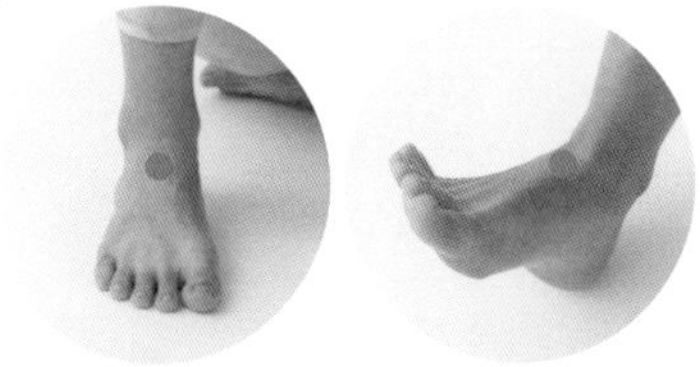

3 親指で足首前面のくぼみを押す

両手の親指で右足首の前面のくぼみ＝距骨を後ろに押し込みながら、すねをゆっくり前に倒していく。くぼみを指圧しながら、すねを前に倒したり、後ろに戻したりをくり返す。反対側の足も同様に。

NG

肩を上げないよう注意。体に力を入れずにリラックスして行うこと。

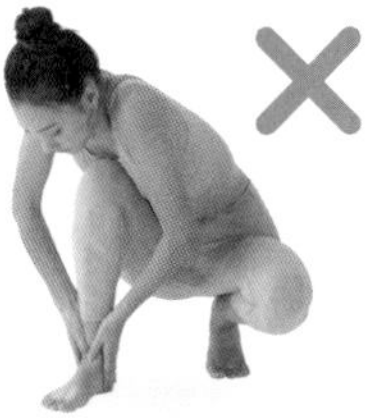

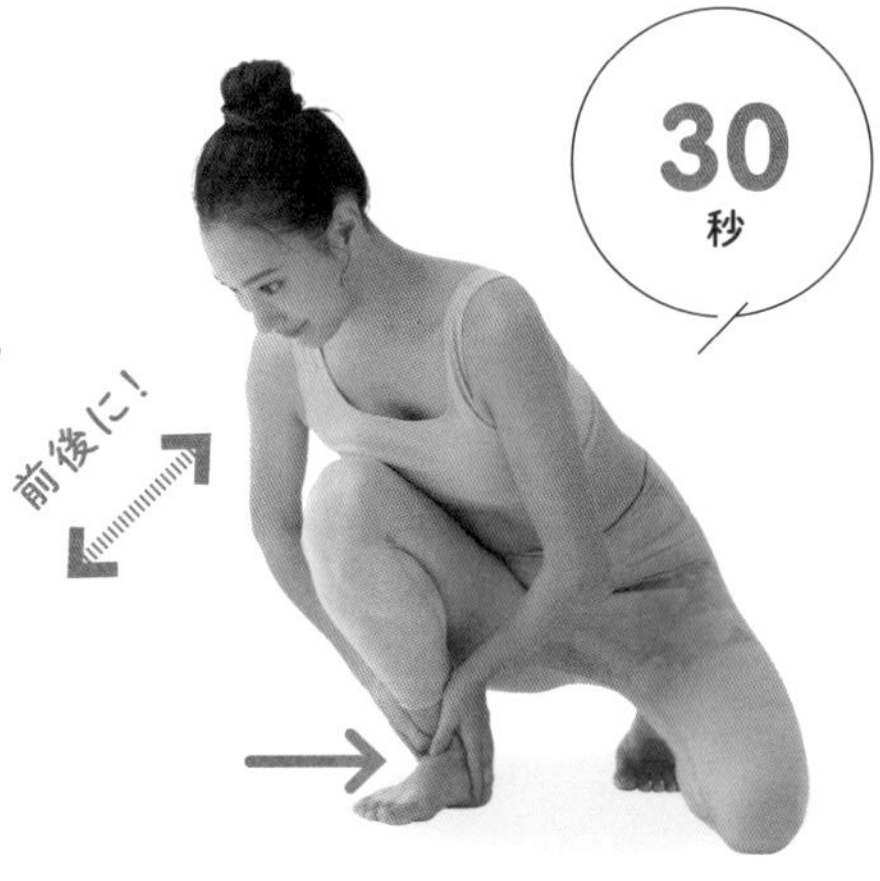

立ち姿勢でするなら

1 右足を前に出す

まっすぐ立ち、右足を肩幅より広めに前に出す。腰を落とし、左足首を曲げて、距骨を後ろに押し込む。このとき、左足のかかとは床につけるように。

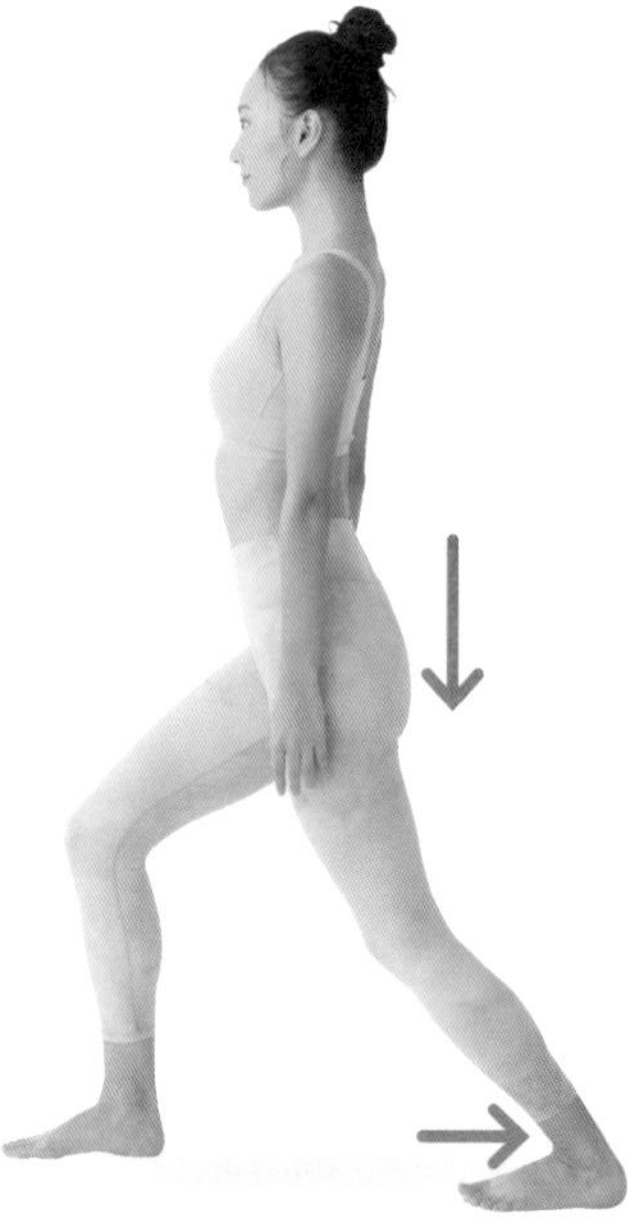

2 その場で上下にはずむ

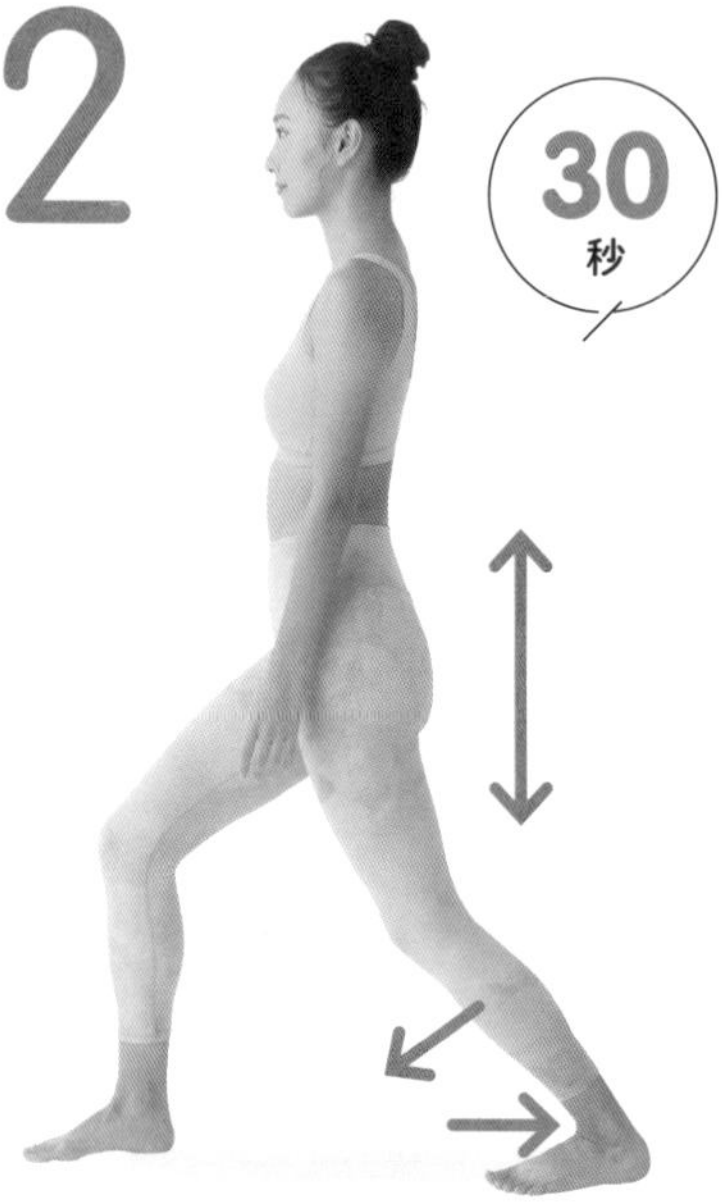

ほんの少し、両ひざを曲げのばししながら、その場で軽く上下にはずむ。このとき、左足のすねは前に倒し、かかとは床につけること。反対側の足も同様に。

難しい場合は

上下にはずむのが難しい場合は、１の姿勢をキープするだけでも十分に効く。

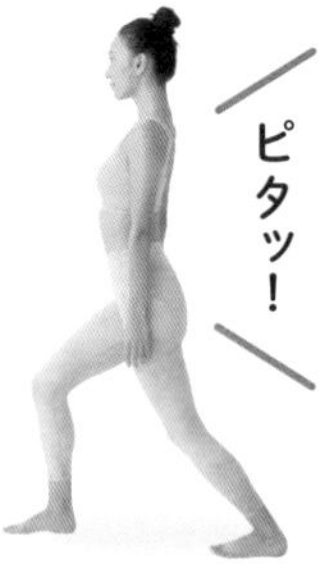

寝
姿勢
でするなら

1 あお向けに寝る

ベッドや床の上で、あお向けに寝る。

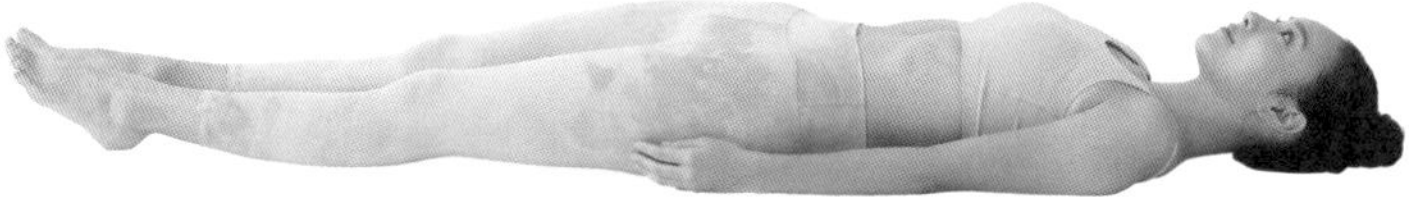

2 かかとで足首前のくぼみを押す

右足のかかとを左足首の前のくぼみ＝距骨に当てて押し込む。かかとでほんの少し下へ押し、足の重みで刺激すればOK。体に力を入れず、リラックスして行うように。反対側の足も同様に。

30秒

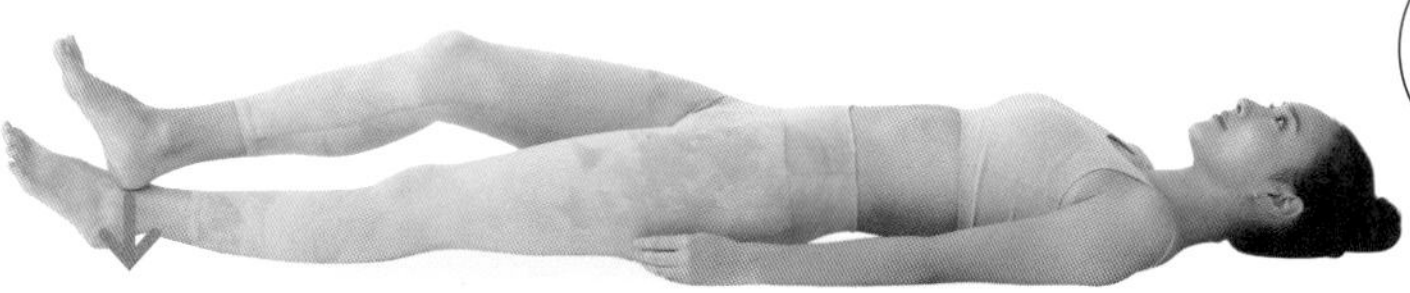

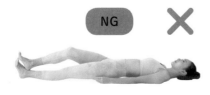

NG ×

距骨を押す際、左足首を曲げたり、力を入れないように。左足首に力が入ると、足首の前のくぼみに、右のかかとが入りにくくなる。

COLUMN

足首がゆがむと足裏の「目」の誤認を引き起こす

足裏の皮膚には、両目に次ぐ第三の「目」があり、地面の凹凸や傾斜を瞬時に判断する、感覚受容器「メカノレセプター」が数多く存在します。ところが足首がゆがむと、偏平足や外反母趾、浮き指などになり、地面との接地面が変わります。実際は傾いていても感覚受容器が感知せず、姿勢が崩れ、足やひざ、股関節、骨盤、背骨のゆがみにもつながります。現代は裸足で過ごすことが少ないため、感覚受容器が鈍くなり、転倒するリスクも上がります。「令和元年国民生活基礎調査（厚生労働省）」の高齢者の介護が必要となった主因は①認知症、②脳血管疾患、③高齢による衰弱に次いで、④骨折・転倒が12.5%。また、骨折・転倒後に認知症になりやすく、転倒から寝たきりになる割合はもっと多いと考えられます。健康寿命をのばす鍵は、足首を整えることにあるのです。

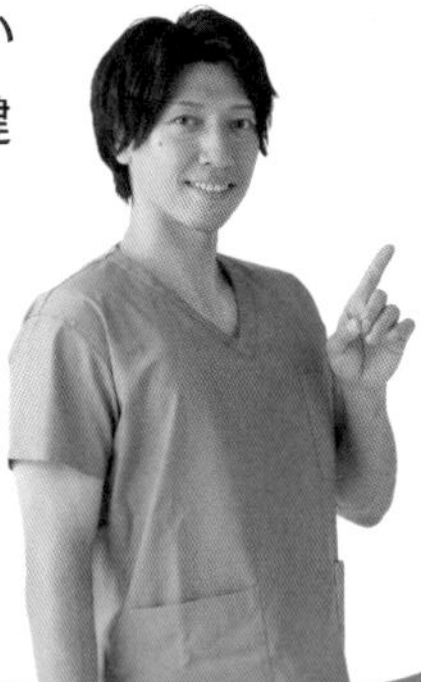

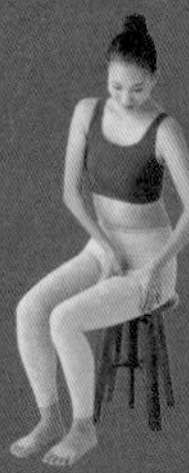

3章

症状別プラスワン
足首やわやわ
ストレッチ

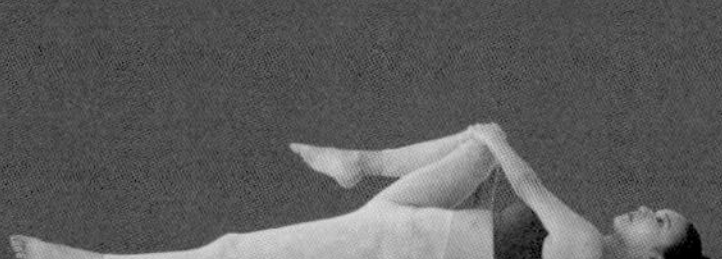

基本のストレッチにプラスして行う11の症状別ストレッチ

体全体の土台となる、足首をやわらかくほぐして、姿勢の崩れや血行不良を根本から改善し、全身の痛みや不調を治していくのが、足首やわやわストレッチです。

本書ではどれか1つだけをやってもはずれがないくらい、足首が確実にやわらかくなって、スムーズに動くようになる、選りすぐりのストレッチばかりを紹介しています。

基本の足首やわやわストレッチを行うだけでも、十分に健康効果は得られるのですが、なかには今、特に気になっている症状を素早く改善したいという人もいるでしょう。

そこで、基本の足首やわやわストレッチにプラスして取り入れられる、気になる症状別の足首やわやわストレッチを11種類用意しました。

いずれのストレッチも足首の柔軟性を高めるほか、今気になっている痛みや不調に関与している筋肉をやわらかくほぐして、症状を撃退します。基本の足首やわやわストレッチを終えた後に、この症状別の足首やわやわストレッチも加えて、さらなる健康効果を手に入れてください。

気になる症状から
ストレッチを選ぼう

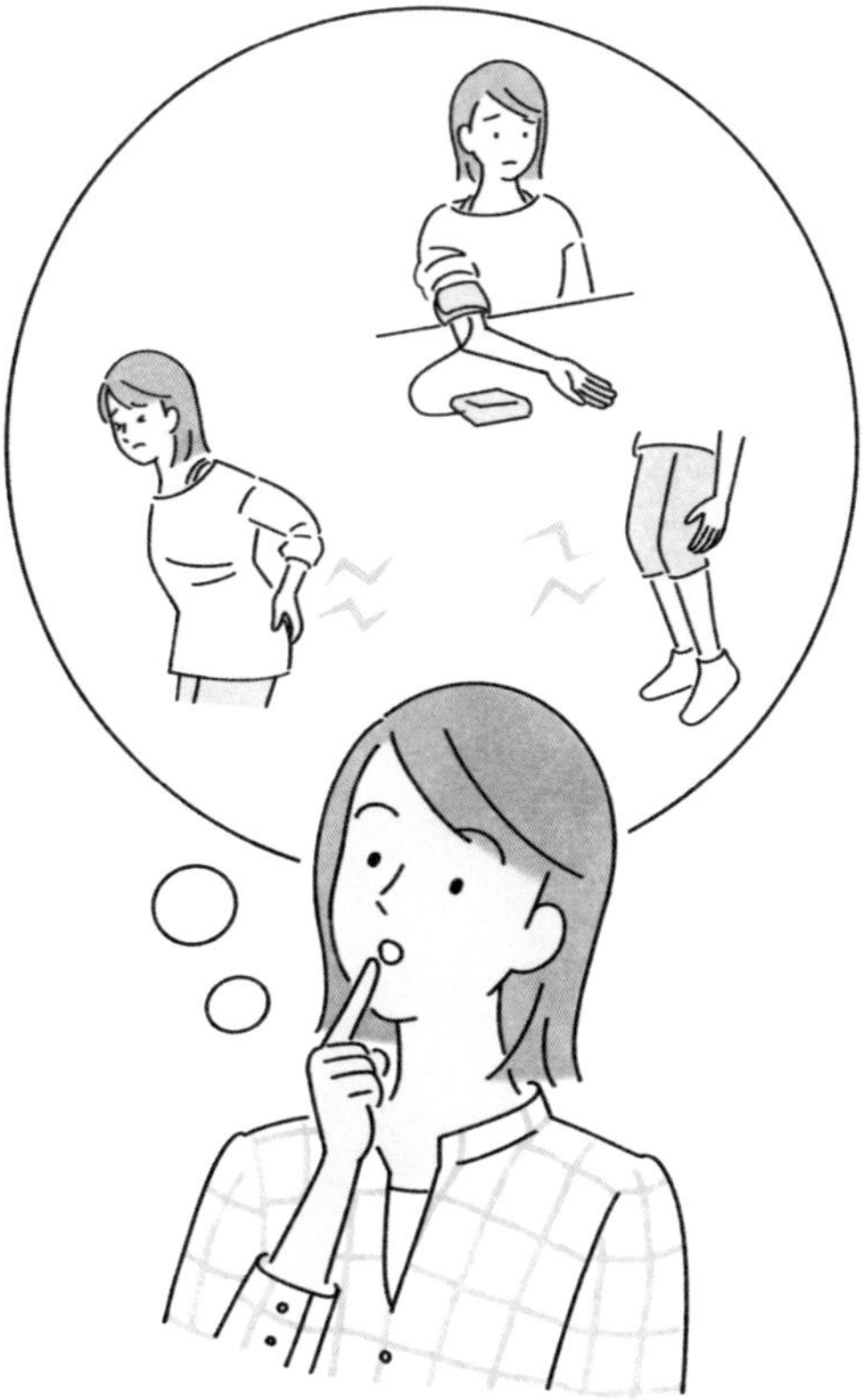

腰痛や股関節痛などの痛みから、高血圧や冷え症、むくみ、O脚などの多岐にわたるお悩みまで解決！

腰痛に効く!

症状別足首やわやわストレッチ-❶

お尻のばし

30秒

お尻にある大臀筋をのばすストレッチ。大臀筋は股関節を動かす筋肉なので、硬くなると、股関節が動きにくくなります。

さらに太ももの大腿骨と、骨盤をつないでいる筋肉でもあるので、骨盤も動かします。股関節が固まると、骨盤が後傾し、腰椎も後ろに曲がって腰や椎間板に負担がかかり、腰痛や椎間板ヘルニアが生じるのです。大臀筋をほぐすことで、股関節の動きをよくするほか、大臀筋とつながりのある腰の筋肉も引っぱられなくなるので、腰への負担がなくなり、腰痛が改善します。

慢性の腰痛なら、行っても問題ないですが、ギックリ腰になった直後だけは、控えるようにしてください。

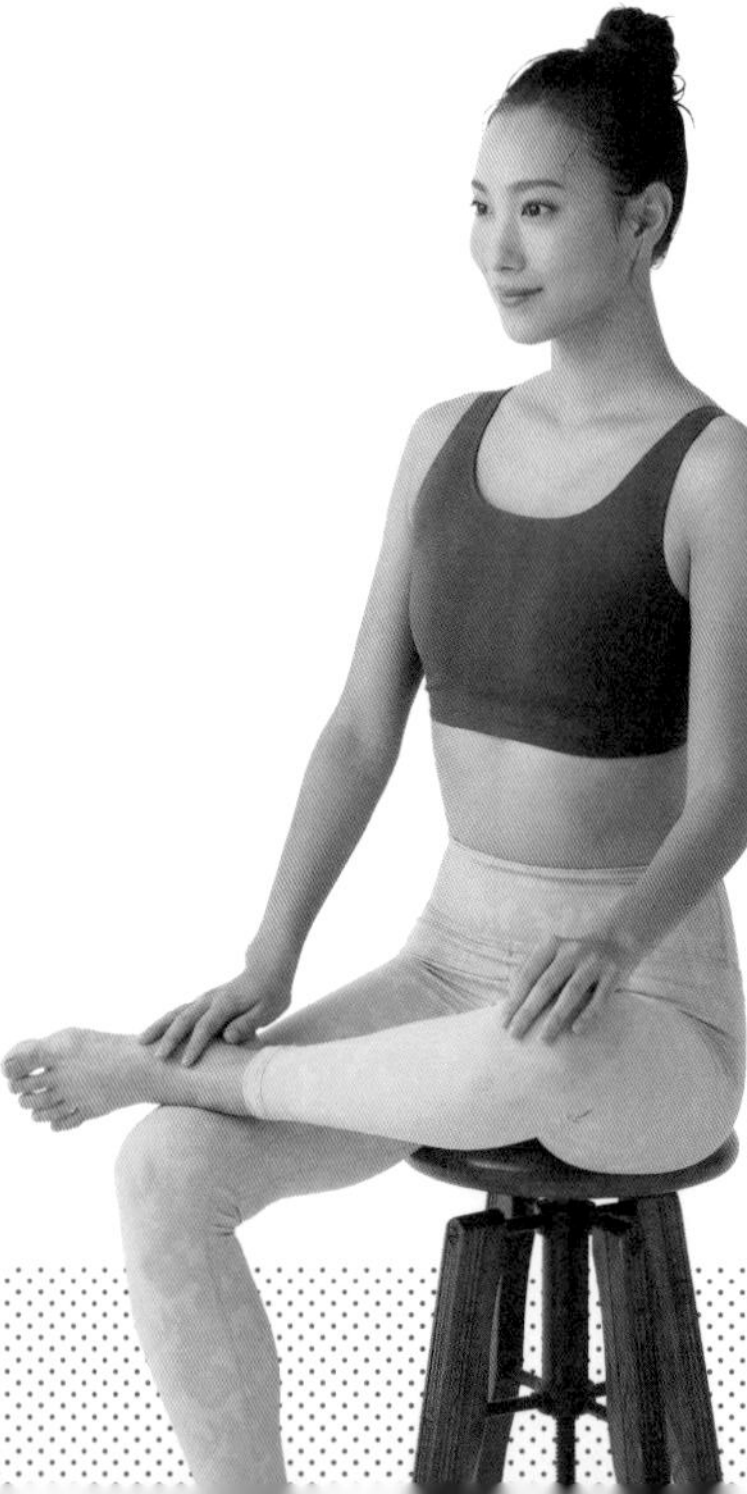

1

左足を曲げてひざにのせる

イスに座り、左足のひざを曲げて、左足首を右ひざの上にのせる。

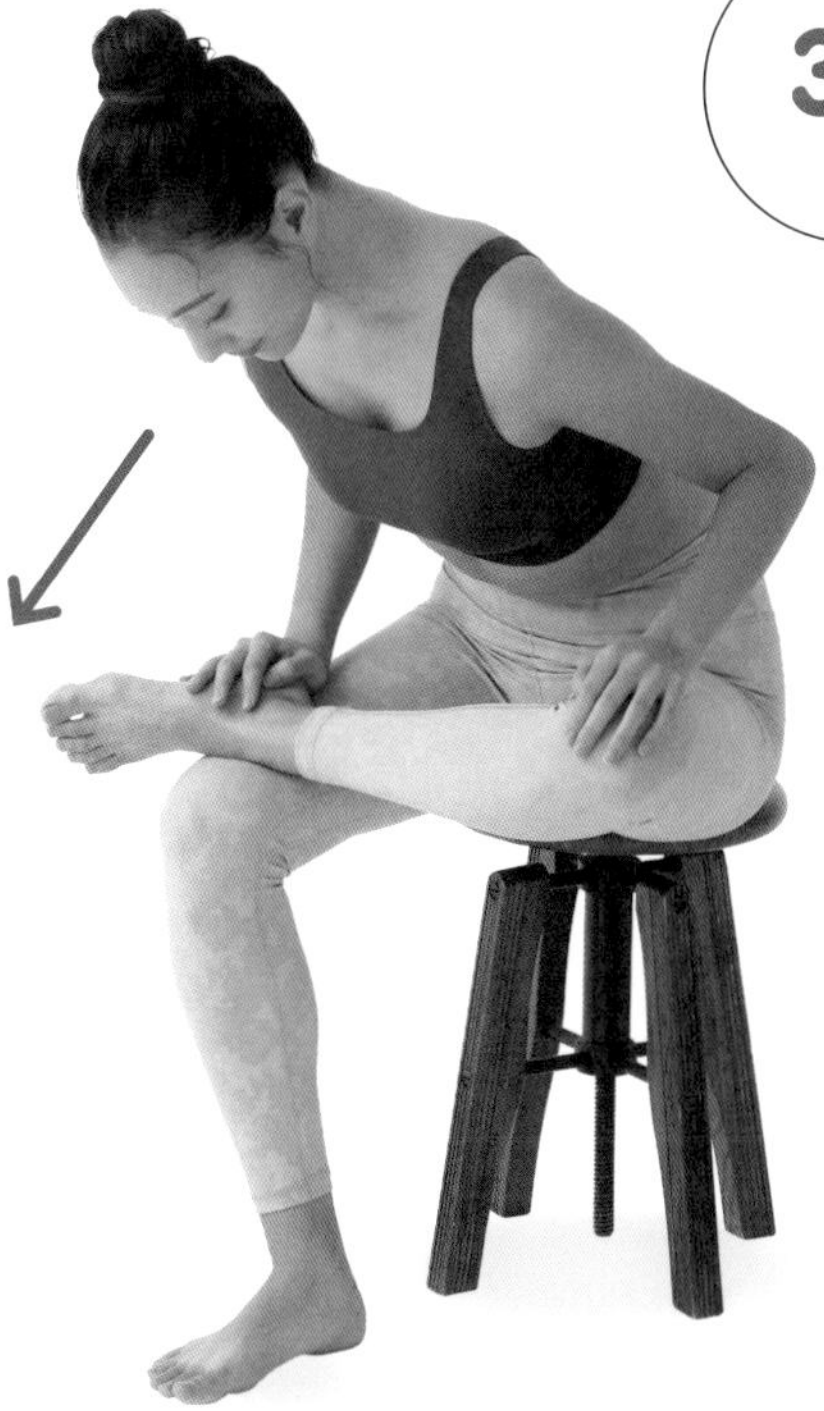

30
秒

2

上体を前に倒す

背すじをのばして、おへそから上体を前に倒す。左のお尻から股関節の外側がのびていたらOK。そのとき、鋭い痛みが生じるようなら、無理をせず、痛みが落ち着いてから行うこと。反対側も同様に行う。

NG

背中を丸めると、お尻の大臀筋がのびなくなるので要注意！

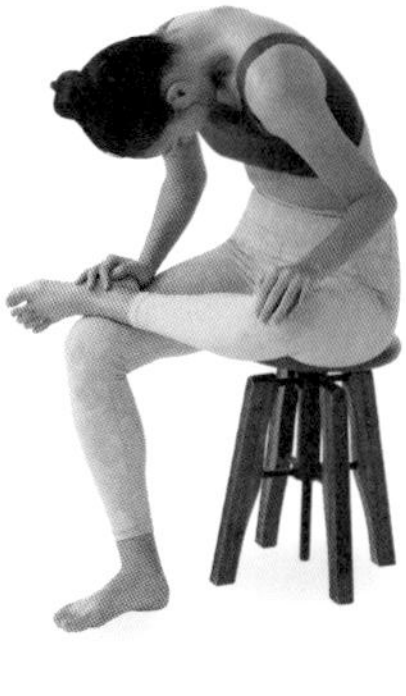

股関節痛（股関節の詰まり）に効く！

30秒

症状別足首やわやわストレッチ-❷

前ももばし

股関節を曲げる際に、股関節の前面に詰まりや痛みを感じている人は、意外に多いです。これは、股関節をまたいで、骨盤からひざ下までついている大腿直筋が硬くなっているせい。大腿直筋がのび縮みせず、硬くなると、股関節の詰まりや痛みに直結するのです。

太ももを持ち上げたり、地面に着地したときに体の重みを支える役割も、大腿直筋が担っています。ところがこの大腿直筋の動きが悪いと、これらの動きをしたときにズキッと鋭い痛みが走るのです。

また、大腿直筋が硬くなると骨盤が前に倒れて、バランスをとろうとして腰が反り、腰痛も発症。

大腿直筋をやわらかくすることによって、股関節の痛みや詰まり、腰痛も改善できるのです。

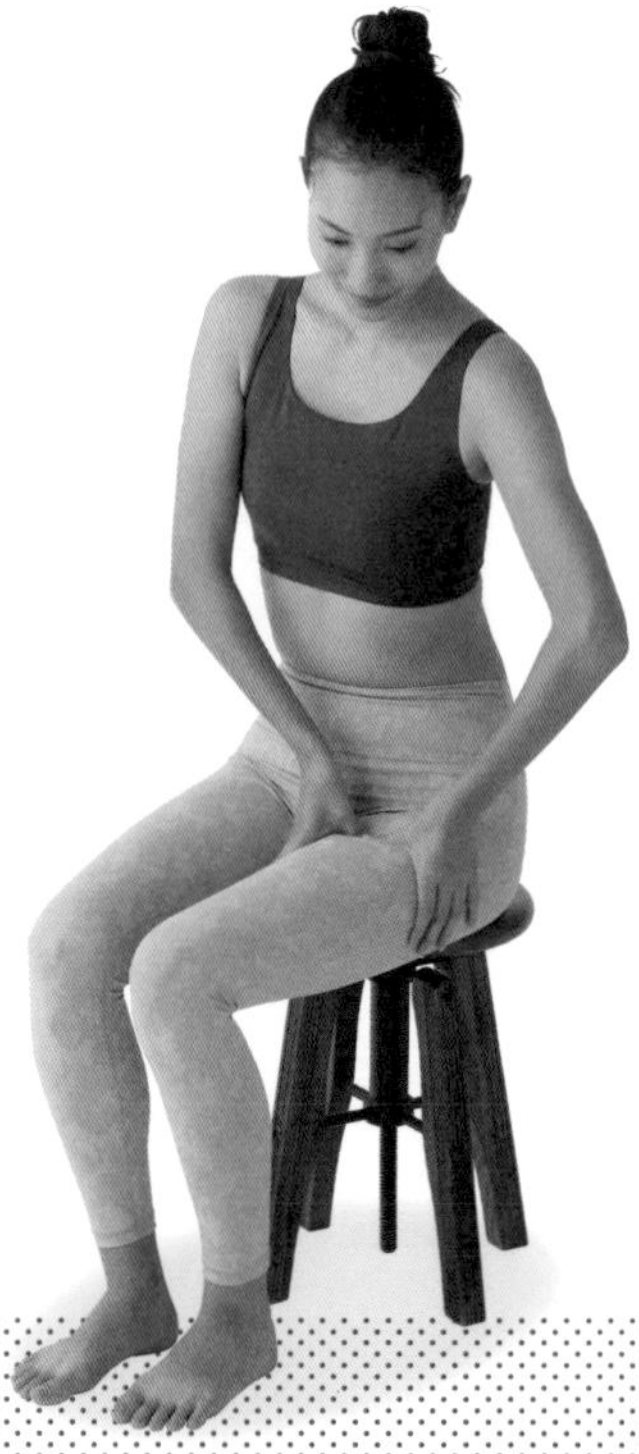

1

太ももの前面の付け根を押さえる

イスに座って、両手の親指で左太ももの前の付け根部分を押さえる。

2 前ももを押しながらひざの曲げのばし

太ももの付け根からひざ上まで順に、親指の位置を少しずつ変えながら押す。同時に、ひざの曲げのばしをくり返す。反対側の足も同様に。

30秒

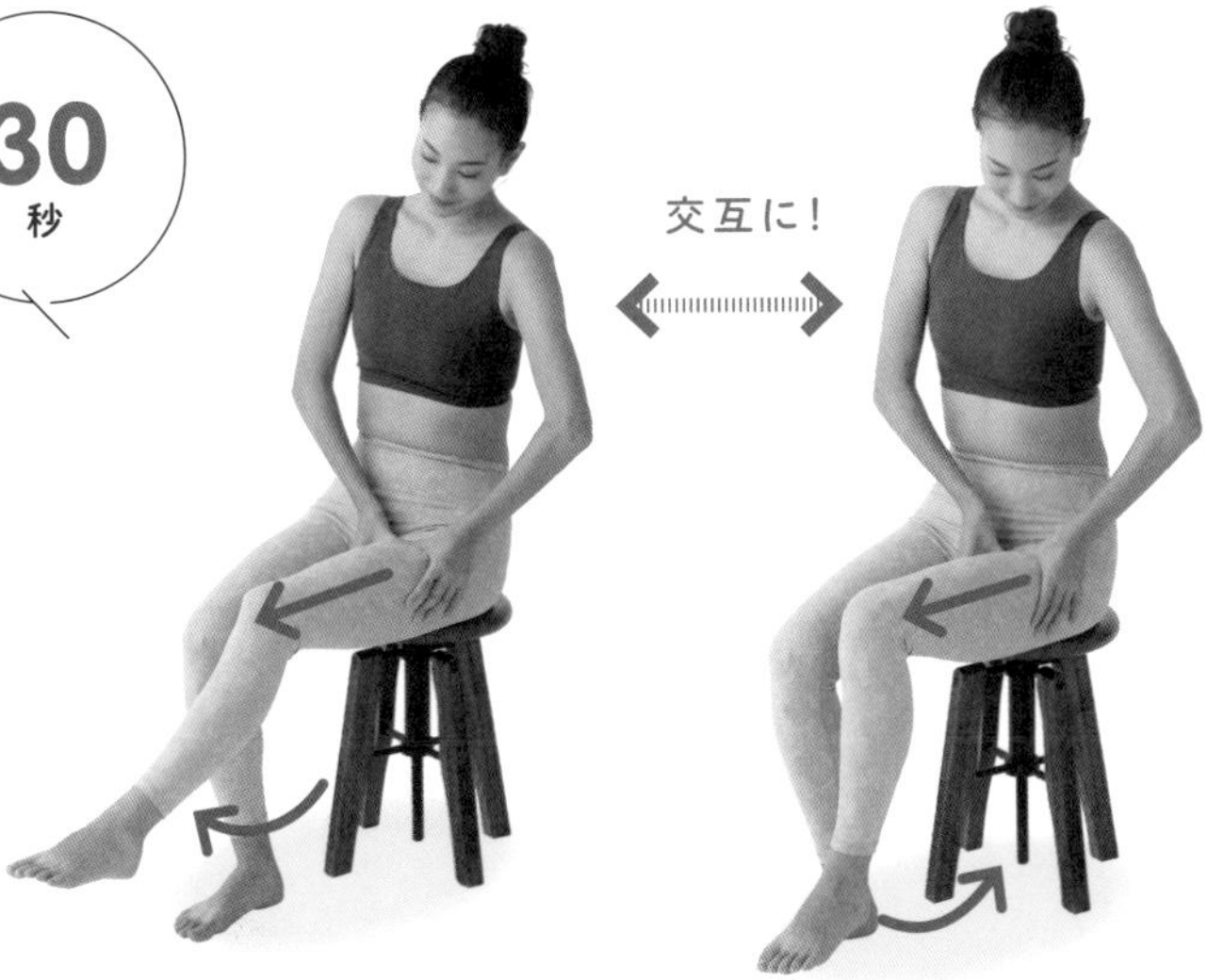

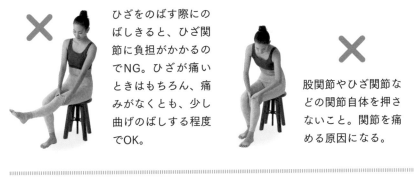

NG

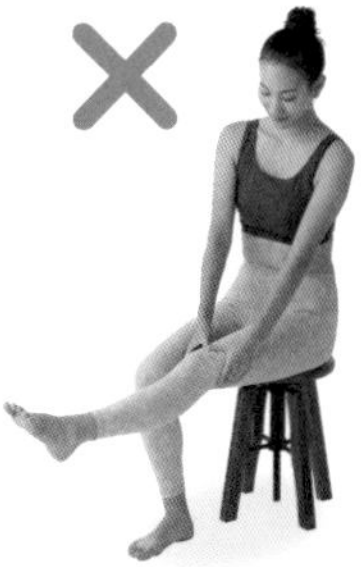

ひざをのばす際にのばしきると、ひざ関節に負担がかかるのでNG。ひざが痛いときはもちろん、痛みがなくとも、少し曲げのばしする程度でOK。

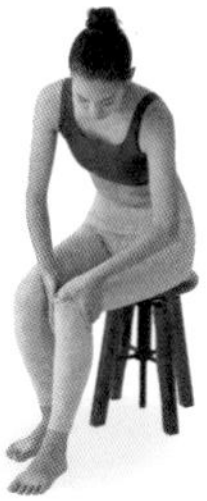

股関節やひざ関節などの関節自体を押さないこと。関節を痛める原因になる。

ひざ痛に効く!

症状別足首やわやわストレッチ-❸

足首回し

30秒

すねの前脛骨筋や、すねから足の親指にある長母趾伸筋、長母趾屈筋、ふくらはぎの腓腹筋とヒラメ筋をまんべんなく動かす、足首回し。

足首は内側にねじれると、ひざも内側にねじれて、脛骨と大腿骨の内側がぶつかり、変形性ひざ関節症やひざ痛を引き起こします。足首回しをすると、足首のねじれがとれ、足首が正しい位置に戻るため、ひざのねじれもとれて、ひざ痛や変形性ひざ関節症も改善。足首まわりの筋肉が働くようになるので、血流やリンパの流れもよくなり、むくみも解消します。

足首回しは、足首の複合的な動きなので、基本の足首やわやわストレッチの前にウォーミングアップとして行うのもおすすめです。

1

イスに座る

背すじをのばして、イスに腰をかける。

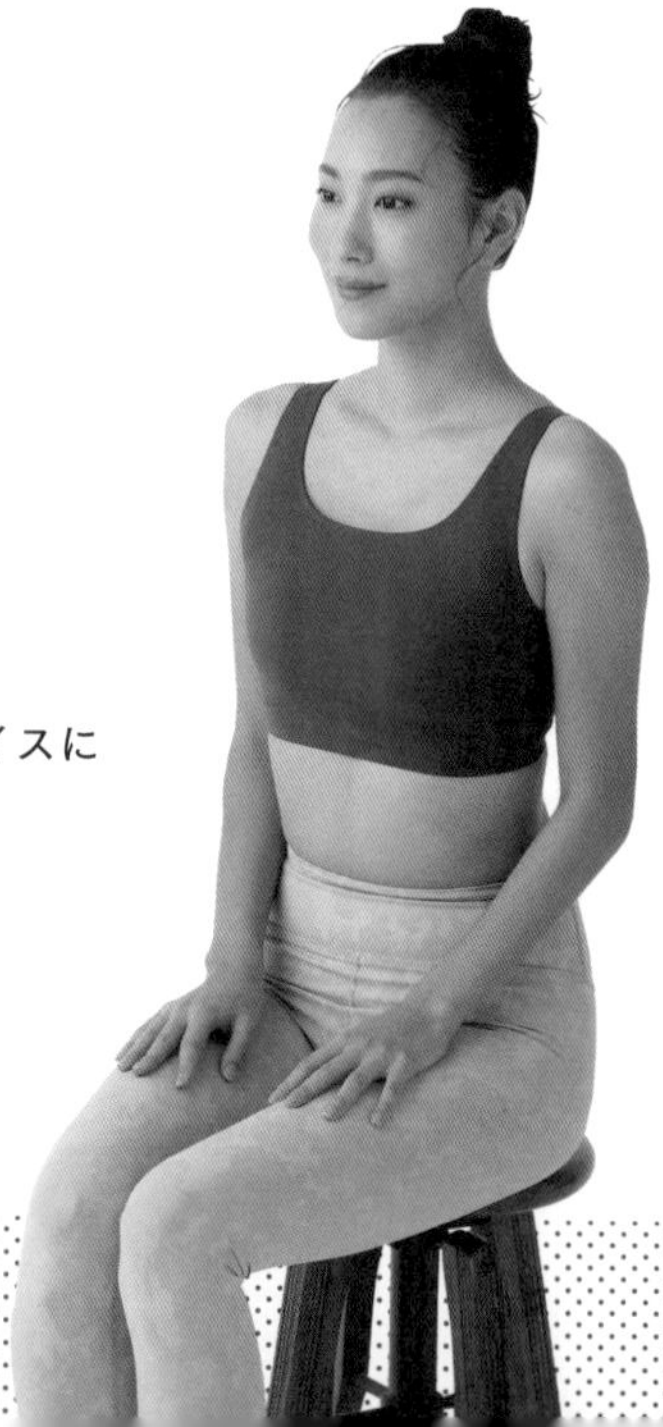

30
秒

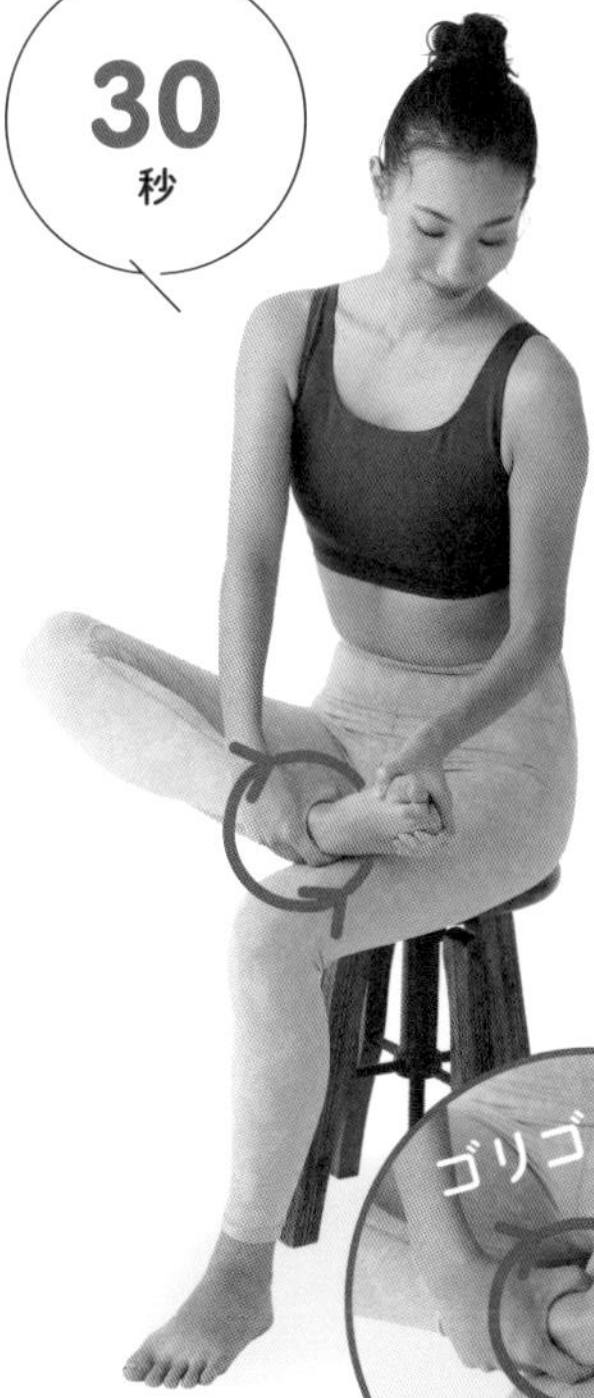

2

内くるぶしや距骨を覆うように持つ

右足のひざを曲げ、右足首を左足のひざの上にのせる。右手で内くるぶしや、足首の前面中央にある距骨を覆うようにつかんで、足首をしっかり固定する。

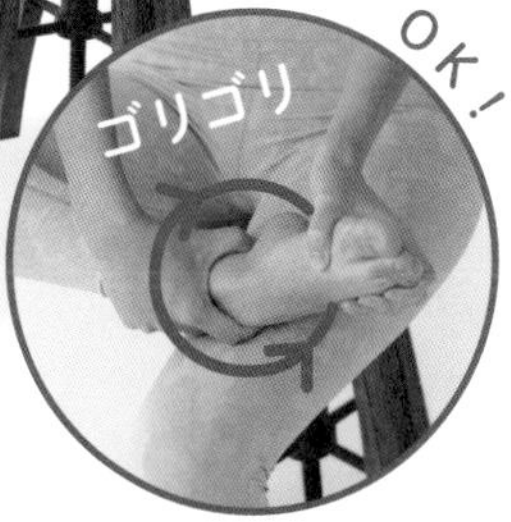

足首を回すと、ゴリゴリと音が鳴る人がいるが、足首の関節をきちんと動かせている証拠なので問題なし。

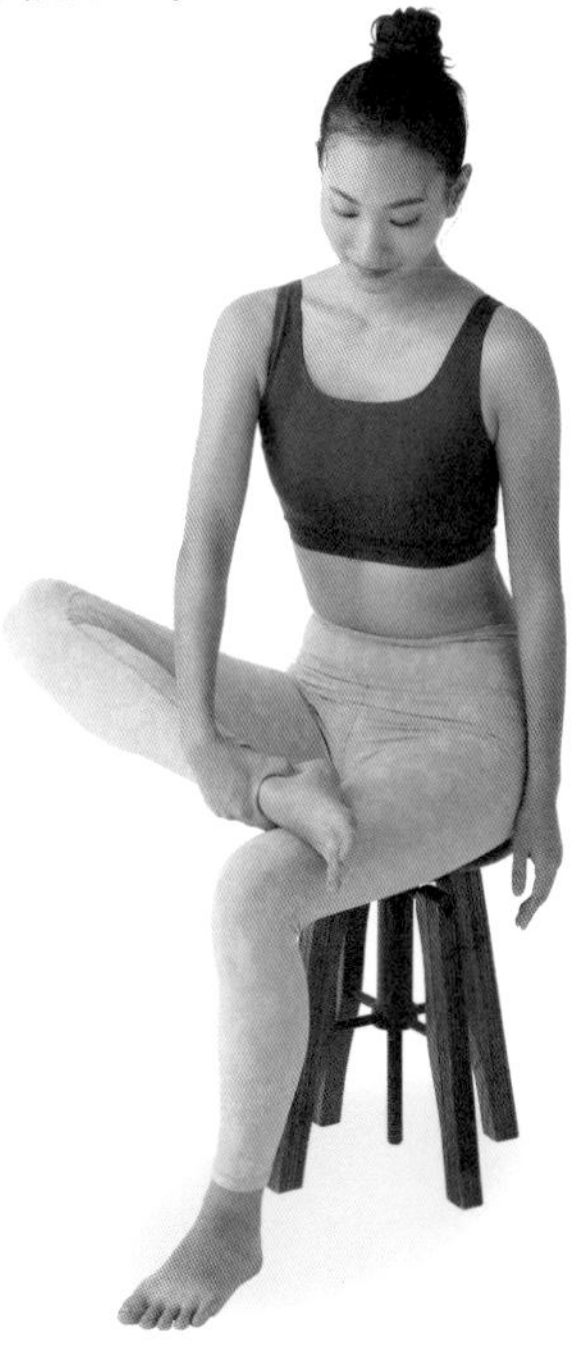

3

足首を左右に大きく回す

左手で右の足指を持ち、右足首をできるだけ大きく回す。右回しと左回しを行う。左右いずれか、回しにくいほうを多めに回すのもいい。反対側の足も同様に。

坐骨神経痛に効く！

30秒

症状別足首やわやわストレッチ-❹

ふくらはぎのばし

普段足首を動かしている、ふくらはぎの腓腹筋やヒラメ筋をのばすストレッチ。ふくらはぎを押しながら、足首を曲げのばしして、ふくらはぎの筋肉を動かすので、筋肉をより深く刺激し、やわらかくする効果があります。

坐骨神経痛の痛みが出る坐骨神経は、腰の骨の間から出て束になり、お尻、太もも裏を通り、ひざ裏で分かれ、ふくらはぎまでのびています。ふくらはぎをやわらかくすると、硬い筋肉に圧迫され、引っぱられて、痛んでいた坐骨神経がゆるみます。ふくらはぎと筋膜でつながっている太もも裏やお尻の筋肉もゆるみ、お尻の筋肉の奥にある坐骨神経への圧迫もとれて、坐骨神経痛が解消。血流もよくなり、血圧も下がります。

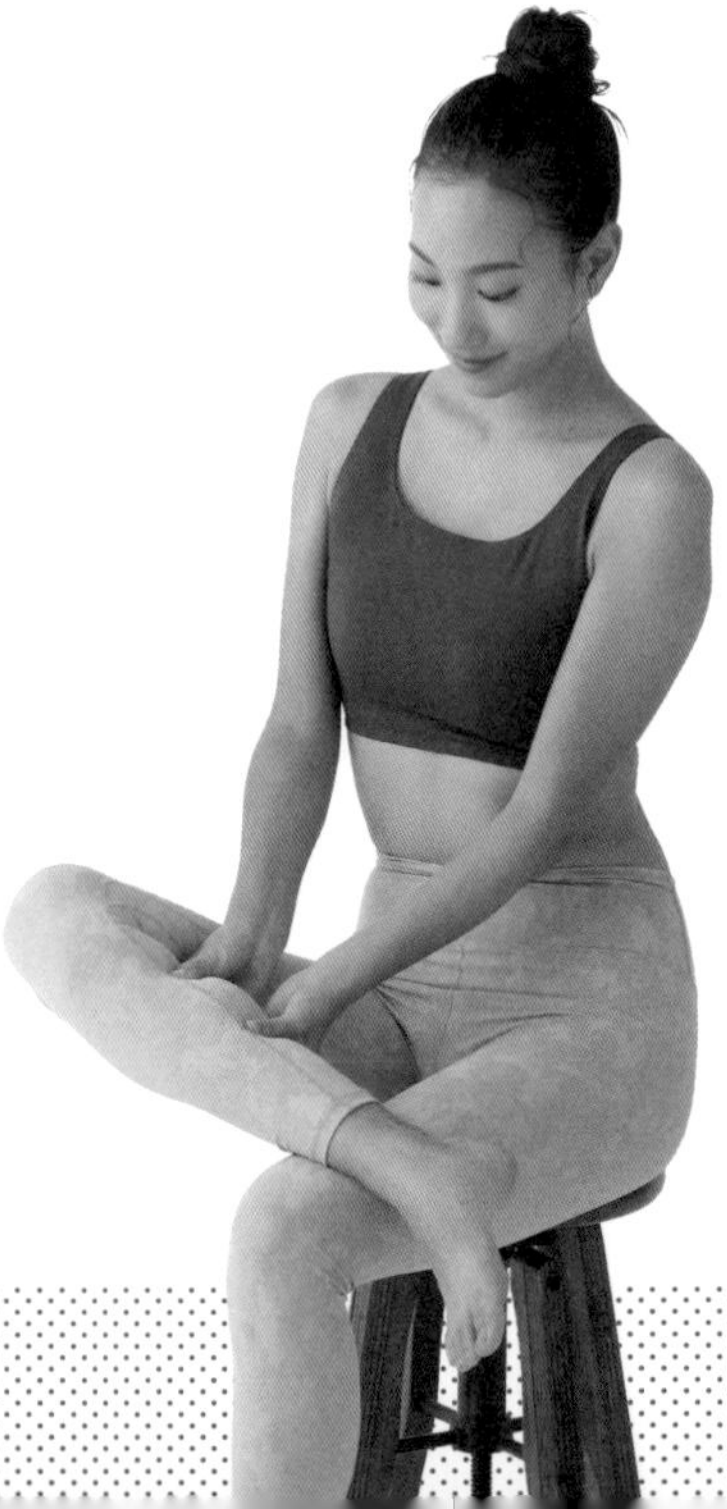

1

両手で ふくらはぎをつかむ

イスに座り、右ひざを曲げて、右足首を左ひざの上にのせる。両手の親指と4指でふくらはぎの上部をしっかりとつかむ。

2 足首をゆっくり曲げのばしする

ひざ下から足首上まで、手でつかむ位置を変えながら、足首を前後にゆっくりと曲げのばしする。反対側の足も同様に。

30秒

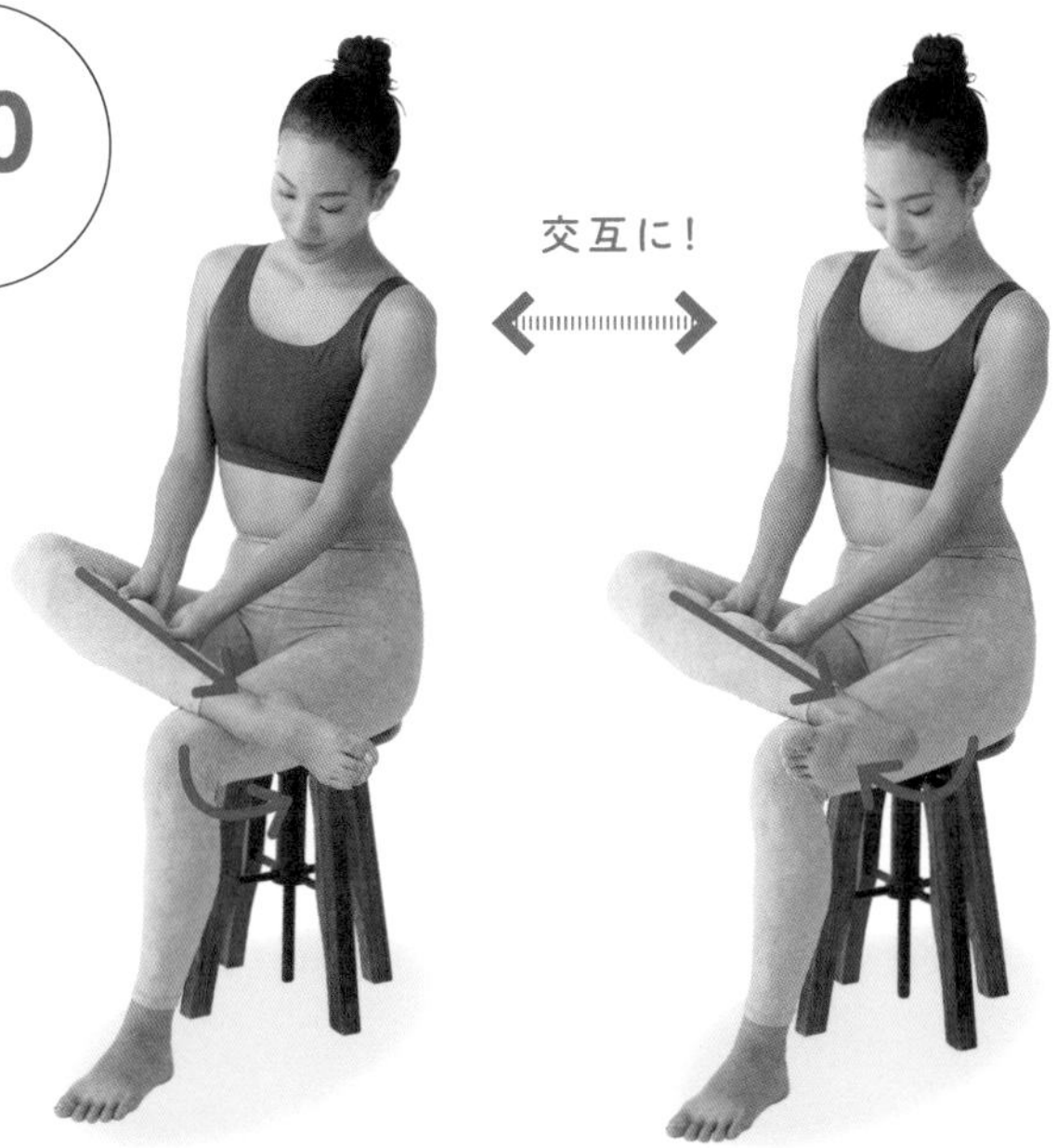

NG

ふくらはぎを強く押しすぎると、痛みが生じて、ゆるめるはずが逆に力が入ってしまい、筋肉に違和感が残ることも。痛気持ちいい程度の力加減で、押すことが大切。

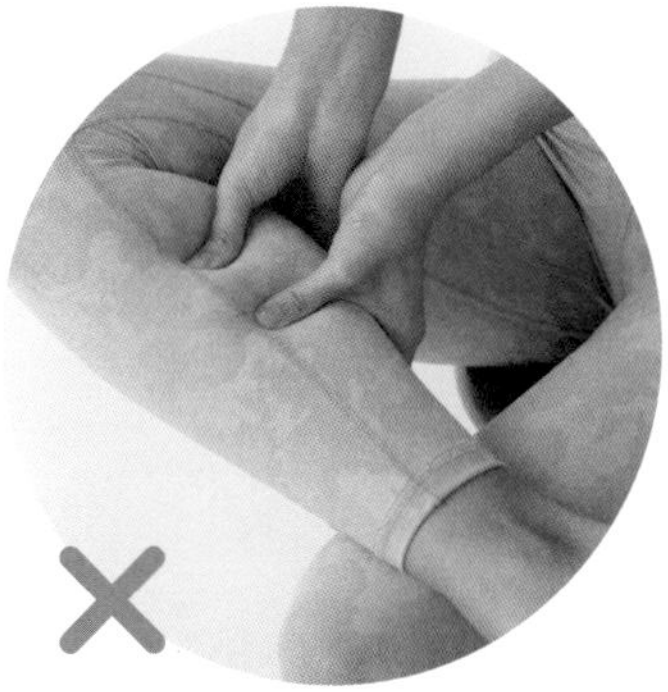

高血圧に効く!

症状別足首やわやわストレッチ-⑤

足の甲ツボ押し

30秒

足の甲にあり、血流をよくして、血圧を下げたり、イライラやストレスを抑える効果がある、太衝のツボ。そのツボを押しながら、足指をグーパーして、しっかり動かしていくストレッチです。

人の体は、心臓から遠い末端ほど、血流が滞りやすいもの。そこで、足指を動かして、末端から全身の血流をよくしていきます。

ツボ押しの効果に加えて、足首を動かすことで、血行促進の相乗効果が得られます。その結果、心臓への負担が減り、心臓がバクバクと拍動して、全身の血液を押し流す必要がなくなるので、血圧が下がるのです。血行不良からくる、冷え症や頭痛、のぼせなどの症状も、血流がよくなるので、改善できるでしょう。

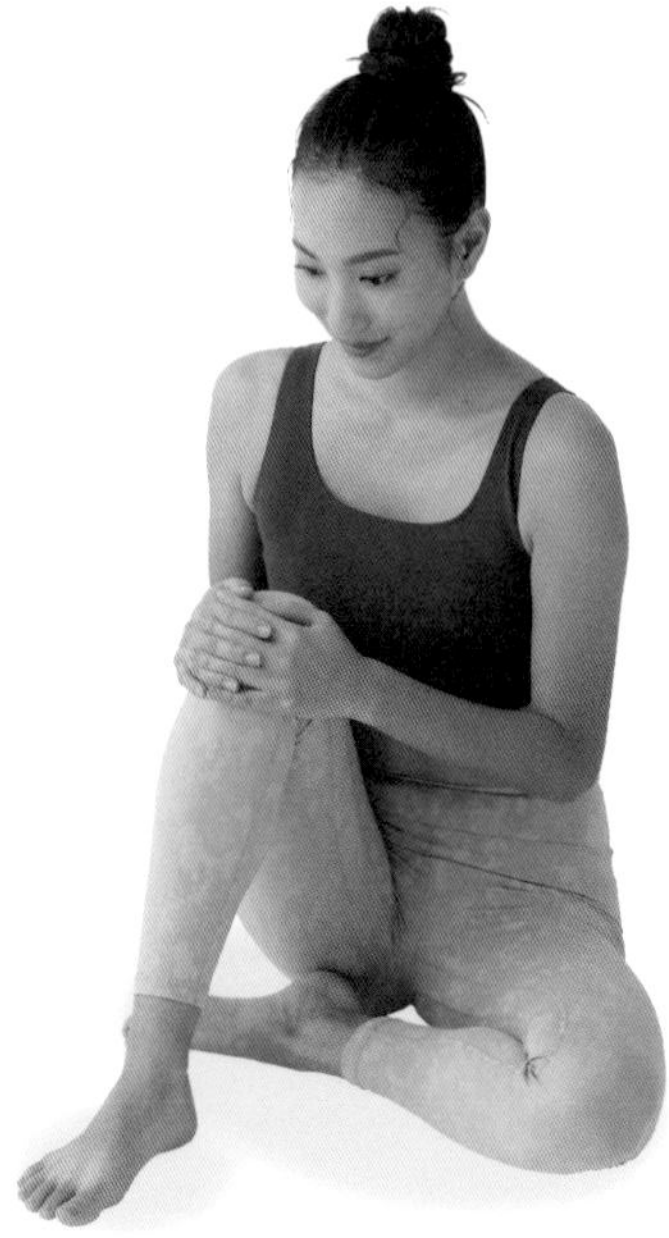

1

立てひざをして座る

床に座り、右足は立てひざをして、左足のひざは曲げ、体に近づける。

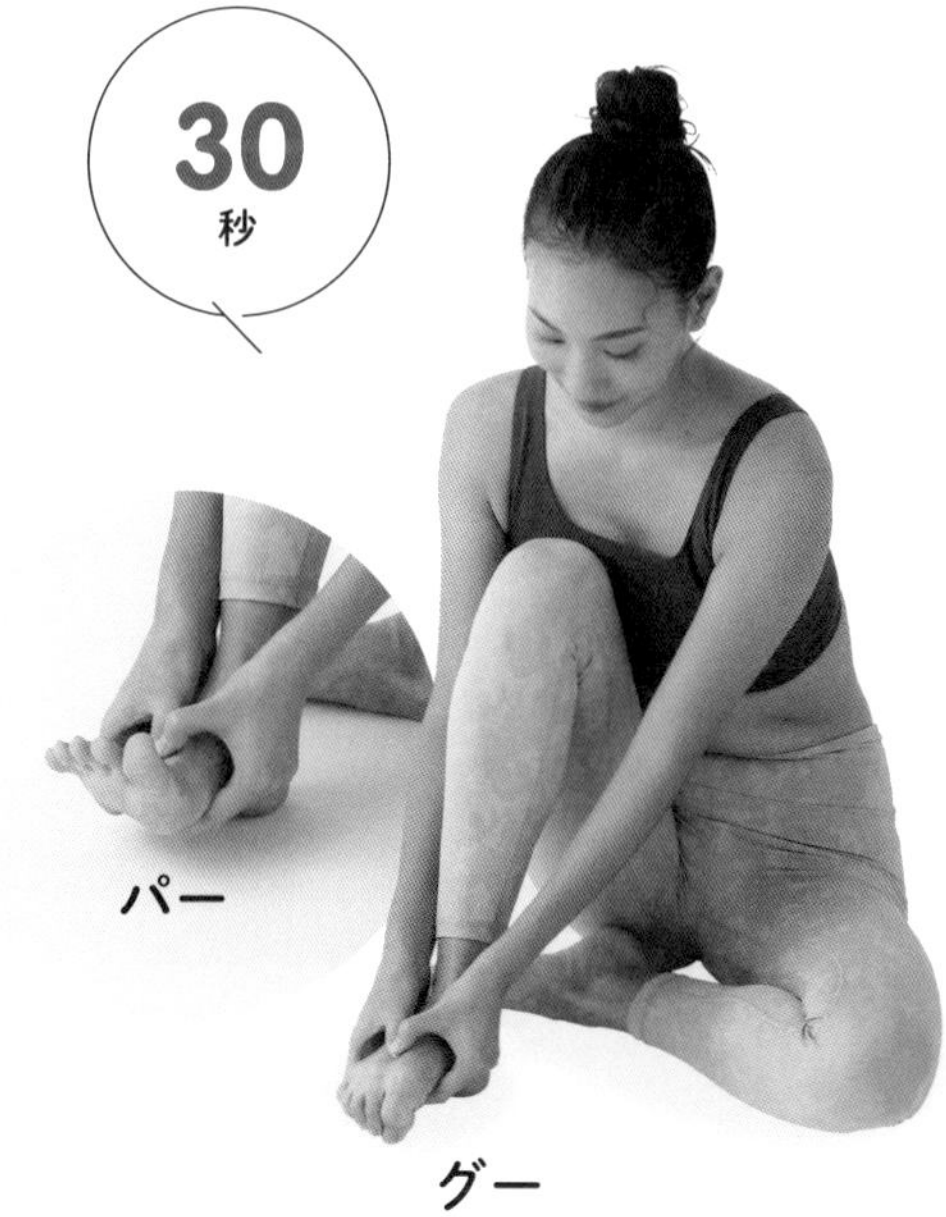

2

太衝を押し足指はグーパー

両手の親指で、右足の甲にある太衝のツボを押し、右の足指はグーパーをくり返す。このとき、かかとは床につけていてOK。反対側の足も同様に。

POINT

太衝のツボ

足の親指と人差し指の間の溝を辿って、親指と人差し指の骨が交わった突き当たり部分。押すと、痛気持ちいい。

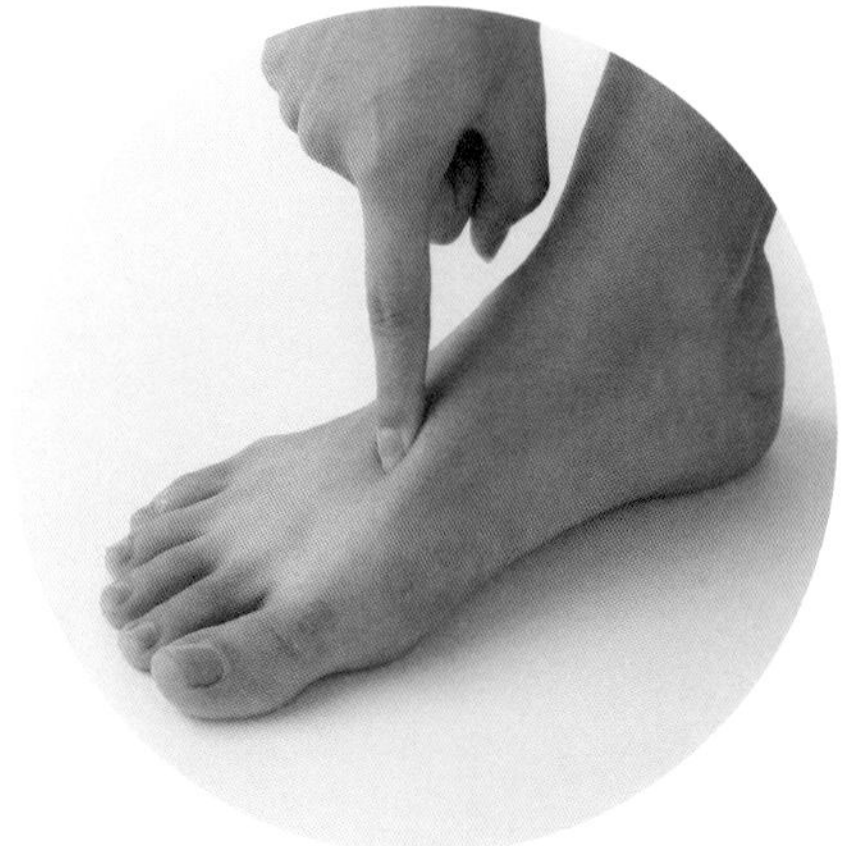

冷え症に効く！

症状別足首やわやわストレッチ-❻

足指のばし

足指を起こしてパーにし、足裏の土踏まずにある足底筋膜や足首、ふくらはぎの筋肉をやわらかくするストレッチ。足指を起こすときに足指から足首、ふくらはぎまでつながる長母趾屈筋と長趾屈筋が動いてやわらかくなります。

足指をしっかりのばすことが肝心で、足指を起こしたときに足裏ののびを感じられたらＯＫ。

同時に土踏まずにある足底筋膜を押すことで、硬い部分をやわらかくし、よりよい状態に整えます。

足指からふくらはぎをしっかりやわらかくすることで、血流がよくなり、冷え症が解消。

基本の足首やわやわストレッチをする前にウォーミングアップとして行うのもいいし、後に仕上げとして行うのもおすすめです。

親指で土踏まずを押さえる

1

床に足をのばして座り、左足のひざ上に、足裏が上に向くよう右足をのせる。右手の親指で、右足の親指側の土踏まずの真ん中より、指１本分親指側を押さえる。

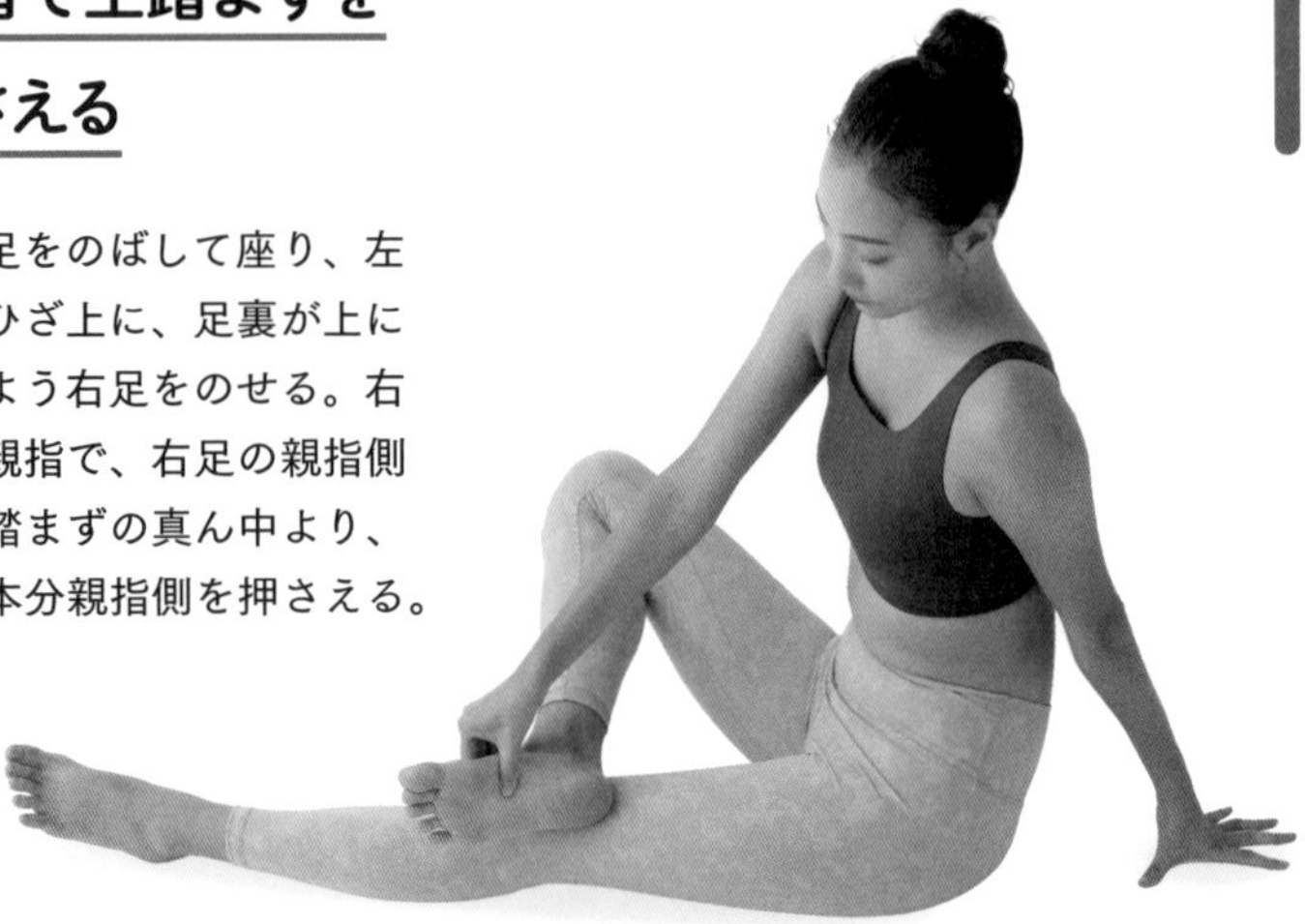

手指を入れて足指をパーにする

30秒

2

右足の土踏まずを押しながら、右足の指の間に左の手指を入れて、足指を起こして反らし、パーの状態にする。土踏まずの痛いところや硬いところを見つけて、押すのもいい。反対側の足も同様に。

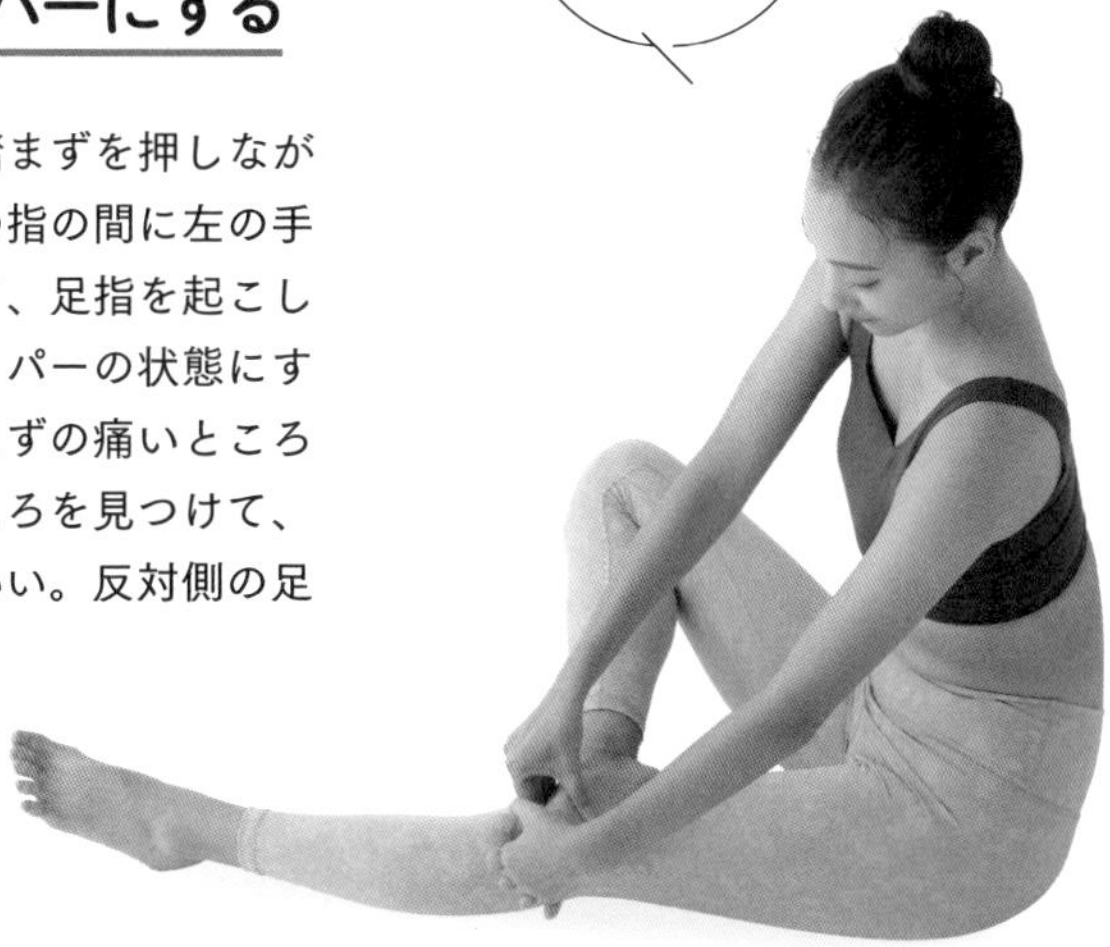

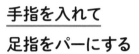

パー

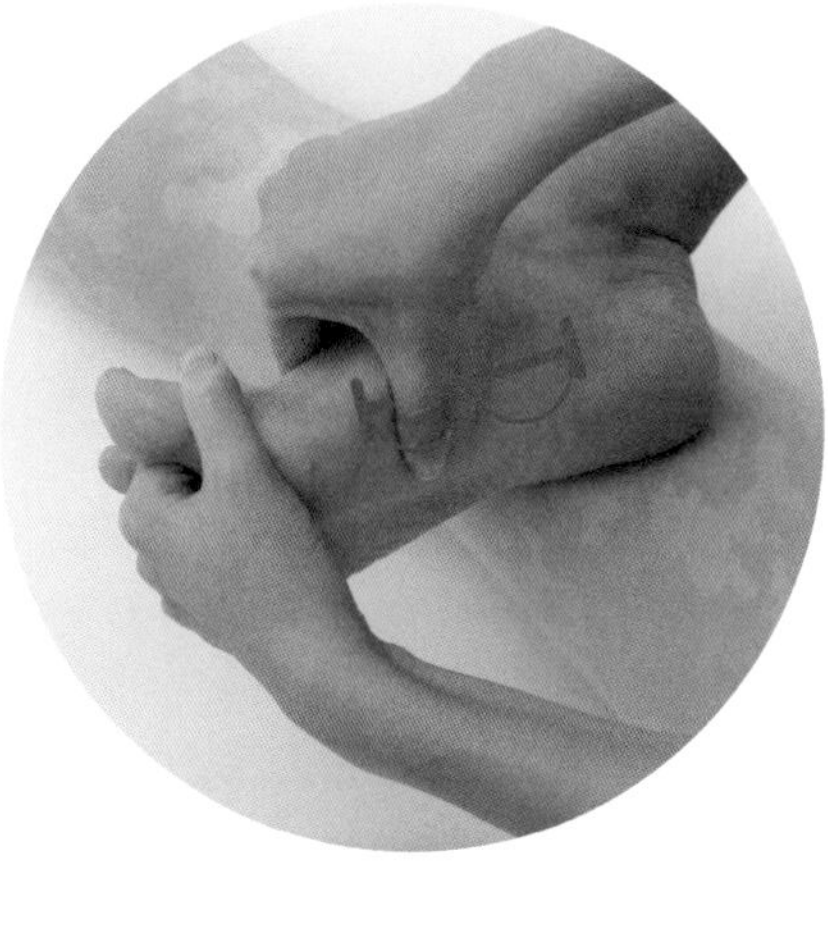

POINT

手の親指で、足の親指側の土踏まずの真ん中より、指1本分親指側を押す。押すと、硬くて、ツンと響く場所がある。

慢性疲労に効く!

症状別足首やわやわストレッチ-❼

足裏のばし

30秒

普段、歩く際や、逆に足を動かさないデスクワーク時などに、知らず知らずのうちに疲労がたまっている足裏。その足裏の疲労と、全身の疲労、倦怠感を一気に解消するストレッチです。

足裏にある足底筋膜をほぐして、体の土台となる足裏の状態をよくするので、足まわりだけでなく、骨盤、腰、首、肩の位置が整い、姿勢がよくなって、全身の慢性疲労や倦怠感が解消します。

また、足底筋膜をほぐすので、足底筋膜炎の改善にも効果的。

東洋医学の面では、足裏は各臓器とつながっている部位なので、足裏を押すことで、さまざまな内臓の調子もよくなります。

姿勢改善と内臓機能向上の二重の効果で、慢性疲労を一掃します。

1

立てひざにして座る

床にあぐらで座り、右足のひざを曲げて立てる。

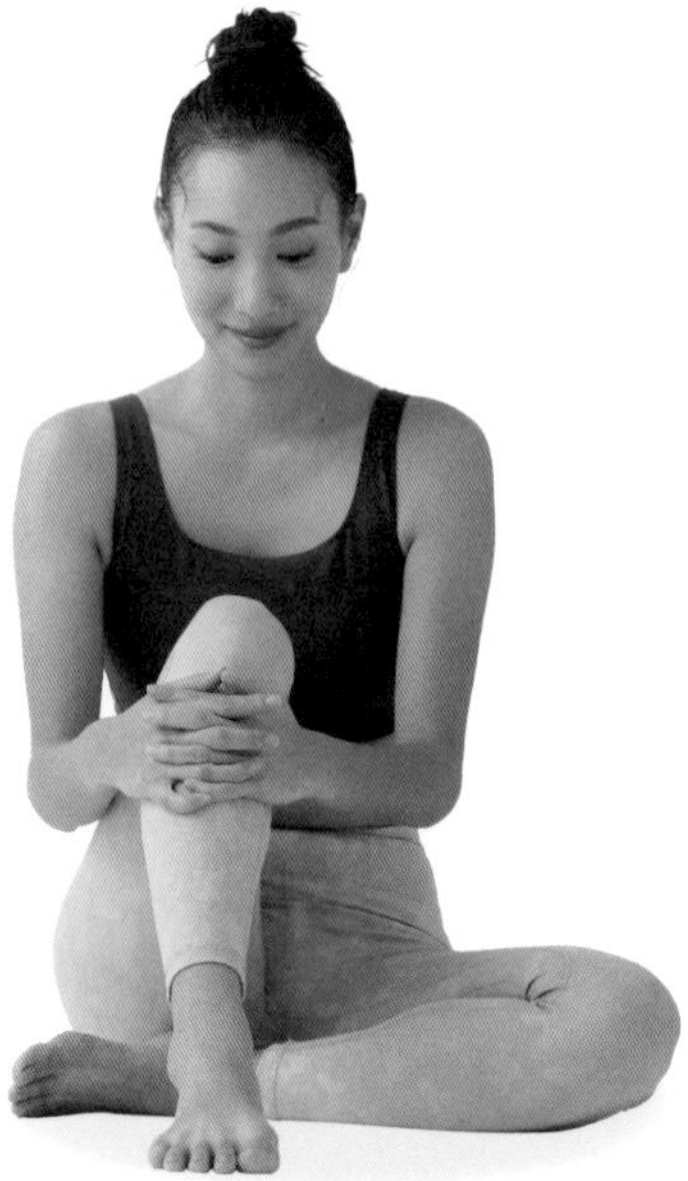

足裏を押して足指はグーパー

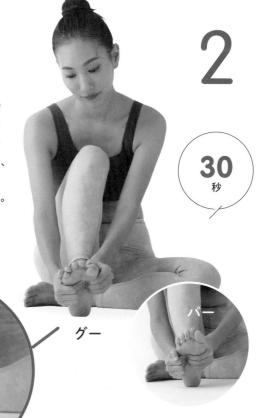

2

両手の人差し指から小指の４指で、足裏の土踏まずの内側、中央、外側の３本のラインを押しながら、足指を曲げたり開いたりと、グーパーをくり返す。反対側の足も同様に。

30秒

グー

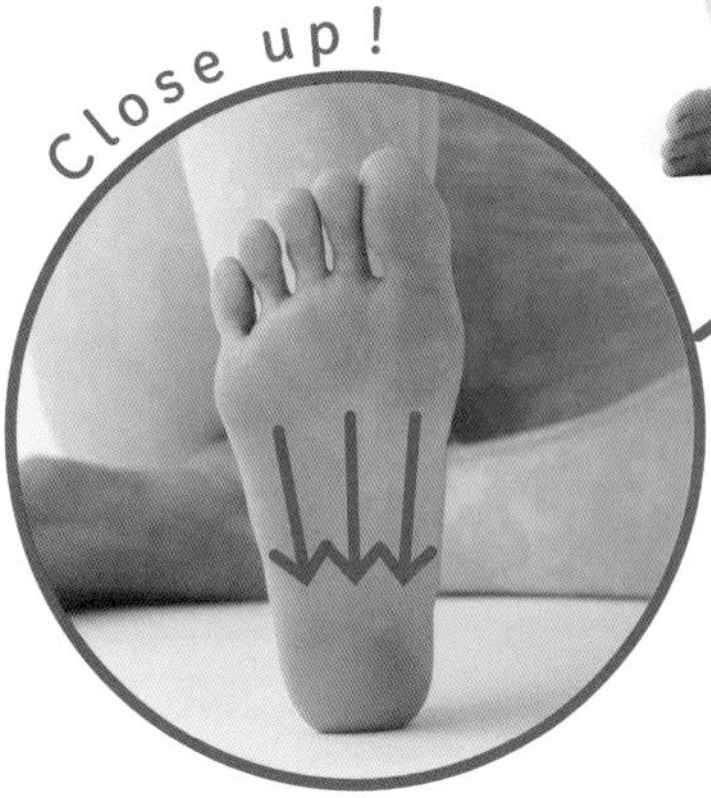

手の親指以外の４指で、足裏の土踏まずの内側、中央、外側の３本のラインを押す。

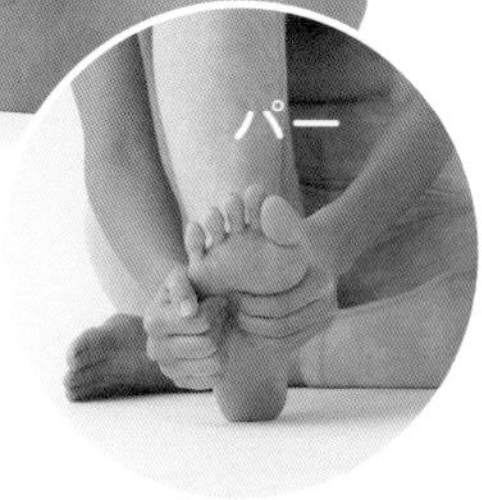

難しい場合は

足指が動かず、グーパーしにくい場合、最初は足裏を押すだけでもOK。ただし、足指は動かすうちに必ず慣れてくるので、なるべくなら動かすこと。

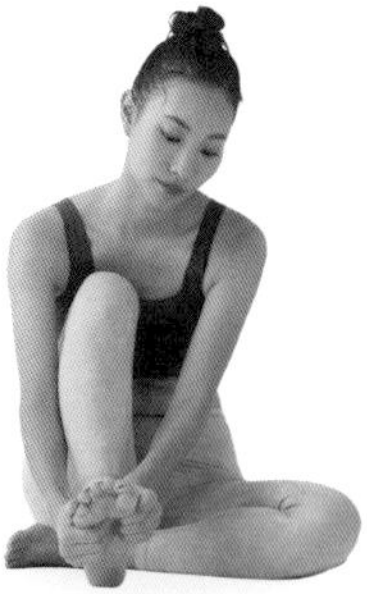

こむら返りに効く!

症状別足首やわやわストレッチ-❽

足の甲のばし

30秒

足のすねのこむら返りが即解消するストレッチ。こむら返りは、歩きすぎたりして足を使いすぎた上、冷えたり、血行不良やミネラル不足になったりすると起こります。そして、足のすねのこむら返りは、すねや足の甲の筋肉が異常に収縮したときに生じます。

足の甲のばしで、足指から足の甲、足首、すねまでしっかりのばすことが効果的。足指からすねの筋肉がのびると、拮抗する足指を曲げる筋肉や、足裏、ふくらはぎの筋肉もやわらかくなります。

足指が地面につかない、浮き指の改善にも◎。浮き指は、足で踏ん張れずに体が不安定になり、ほかの部位でカバーしようとして過剰な負担を招き、不調の原因になるので、改善することが大切です。

1

足首をひざ上にのせる

床に足をのばして座り、右足のひざを曲げて、足首を左足のひざ上にのせる。

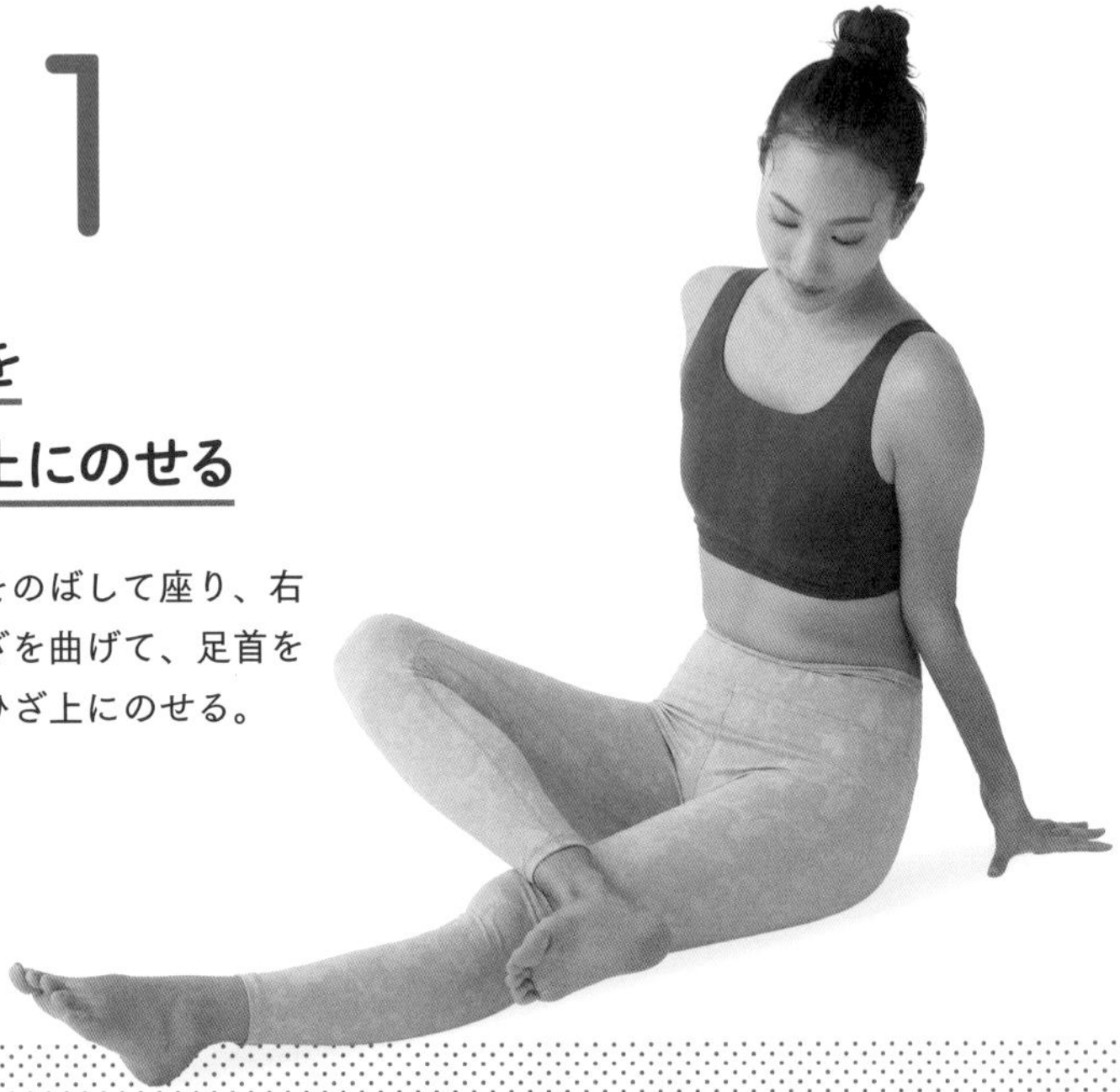

2

30
秒

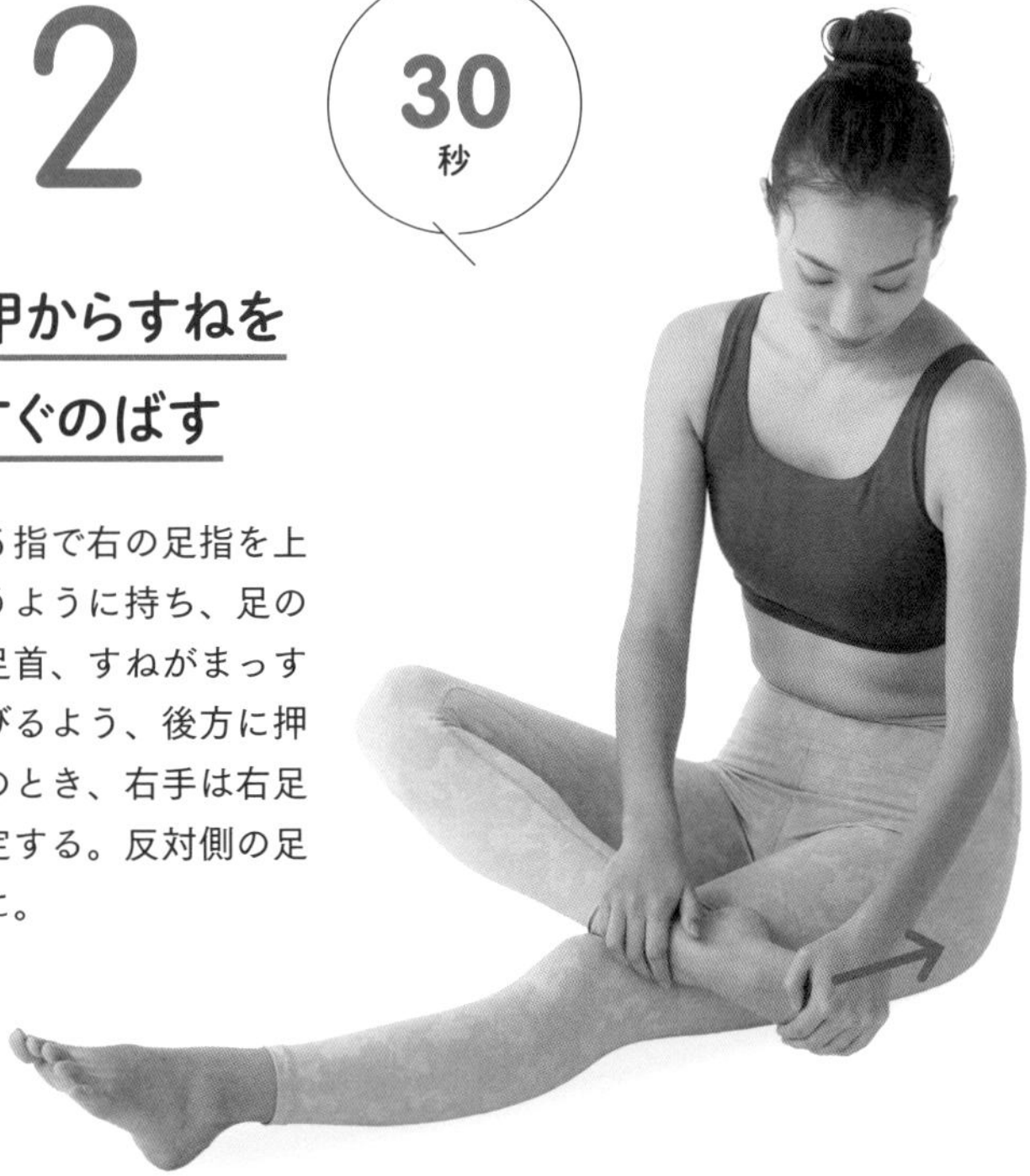

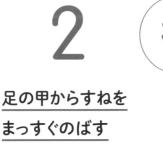

足の甲からすねをまっすぐのばす

左手の５指で右の足指を上から覆うように持ち、足の甲から足首、すねがまっすぐにのびるよう、後方に押す。このとき、右手は右足首を固定する。反対側の足も同様に。

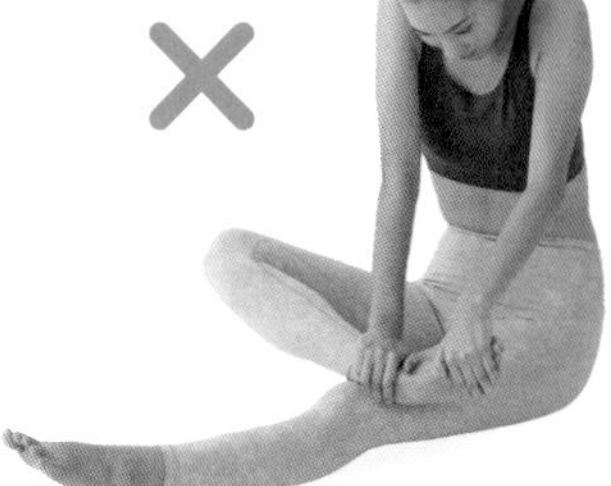

NG

腕や肩に力を入れたり、肩を上げたりしないように。腕や肩の力を抜いて、リラックスすること。

足のむくみに効く!

症状別足首やわやわストレッチ-❾

股関節回し

30秒

股関節の近くのそけい部には、大きな血管やリンパ管がたくさんあるので、股関節が硬くなると、血液やリンパ液の流れが悪くなり、足がむくみやすくなったり、足の筋力の低下にもつながります。そこで、股関節を回すと、太もも前の大腿四頭筋やお尻の大臀筋、お尻の外の中殿筋、大腿筋膜張筋がまんべんなくゆるんで、股関節が動きやすくなるのです。

股関節まわりの硬い筋肉がゆるむと、そけい部の血液やリンパ液も勢いよく流れるようになり、足のむくみやだるさが解消。

股関節は骨盤や腰に近いので、股関節が硬いと、骨盤のゆがみや腰痛も生じやすくなります。そういった意味でも、股関節をやわらかくしておくことは大事です。

1 あお向けに寝て手でひざを抱える

あお向けに寝て、右足のひざを曲げ、両手で抱えて体に引き寄せる。

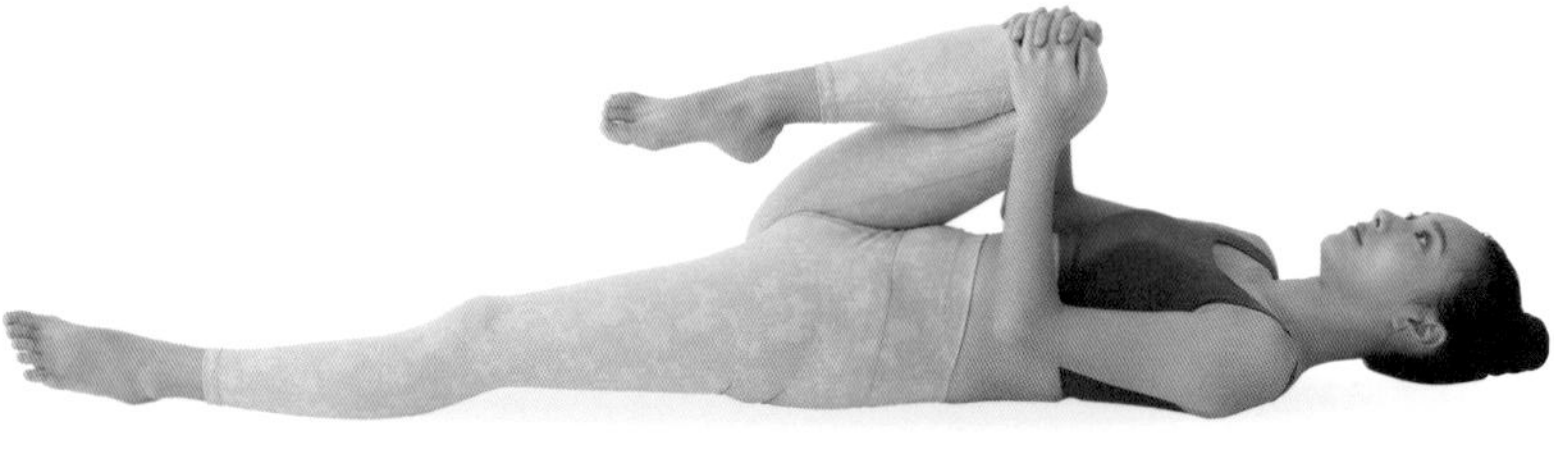

2 足と股関節を大きくゆっくり回す

足と股関節は、最初のうちは小さく回し、だんだんと大きく回す。このとき、リラックスして、ゆっくり回すように。右回しと左回しの両方を行う。慣れてきたら、回しにくいほうを多めに回すのもいい。反対側の足も同様に。

30秒

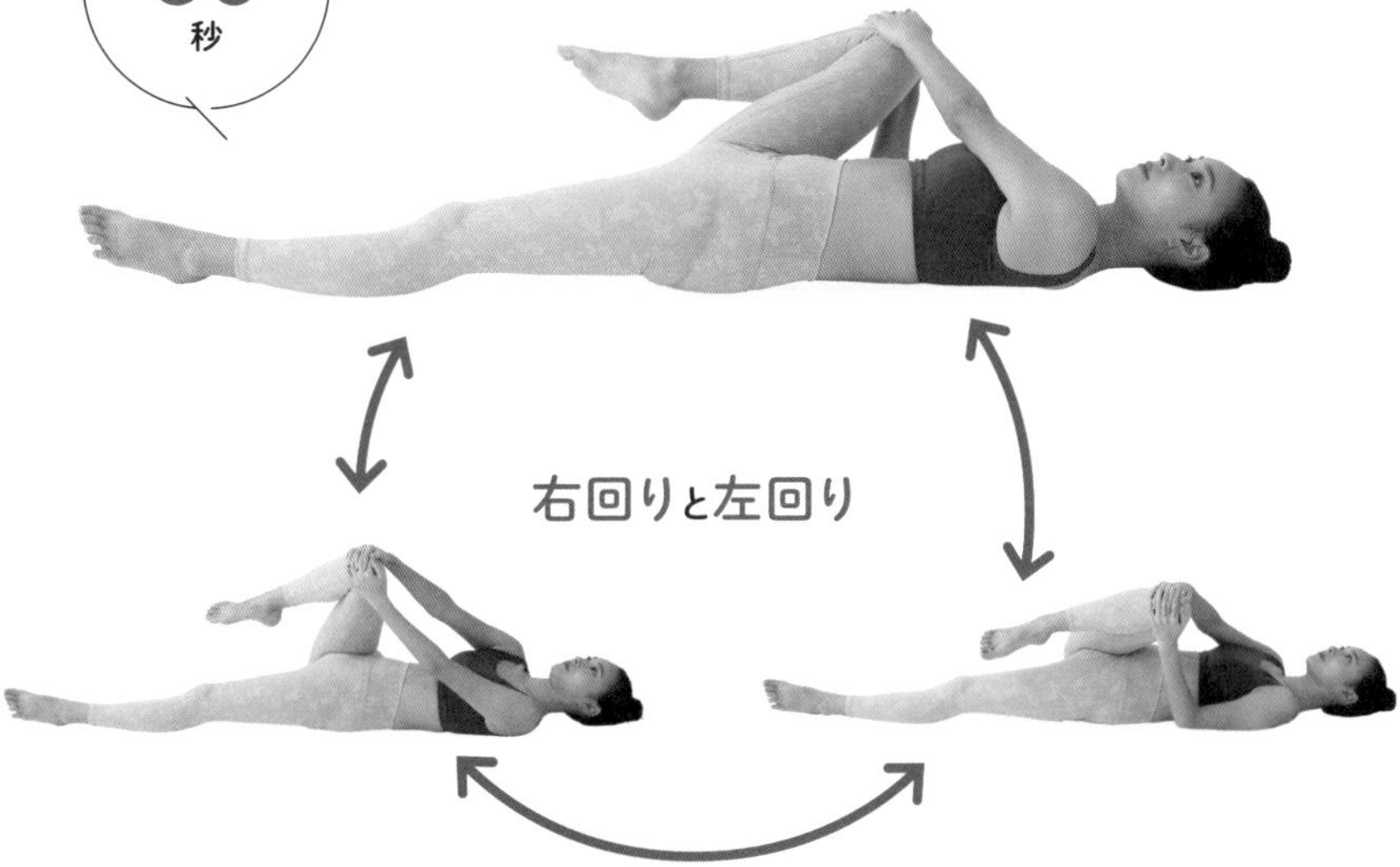

POINT

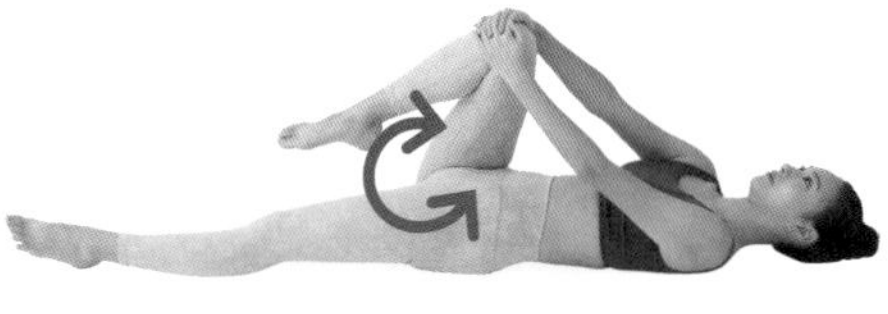

股関節を大きく回して、ズキッとした鋭い痛みが出るようなら、痛みが出ない範囲で小さく回すこと。

足首太りに効く！

症状別足首やわやわストレッチ-⑩

30秒

アキレス腱つまみ

アキレス腱をつまんで、じんわりと刺激するストレッチ。アキレス腱とは、ふくらはぎの腓腹筋とヒラメ筋の端の細い腱の部分です。

筋肉の一部なので、腱に急に強い刺激を与えたりすると、逆に筋肉は縮んで硬くなってしまいます。そのため、じんわりと刺激して、のびていることを感じさせないくらいがベスト。つまむくらいの程よい力加減なら、筋肉の端のアキレス腱も、真ん中のふくらみの筋腹も、しっかりやわらかくなるのです。

ふくらはぎの筋肉がやわらかくなると、アキレス腱まわりのリンパが流れるようになり、足首が引き締まっていきます。早い人なら２～３週間、平均２～３ヶ月で、効果を実感できるでしょう。

1

片足を立てて床に座る

床にあぐらで座り、右足のひざを曲げて立てる。

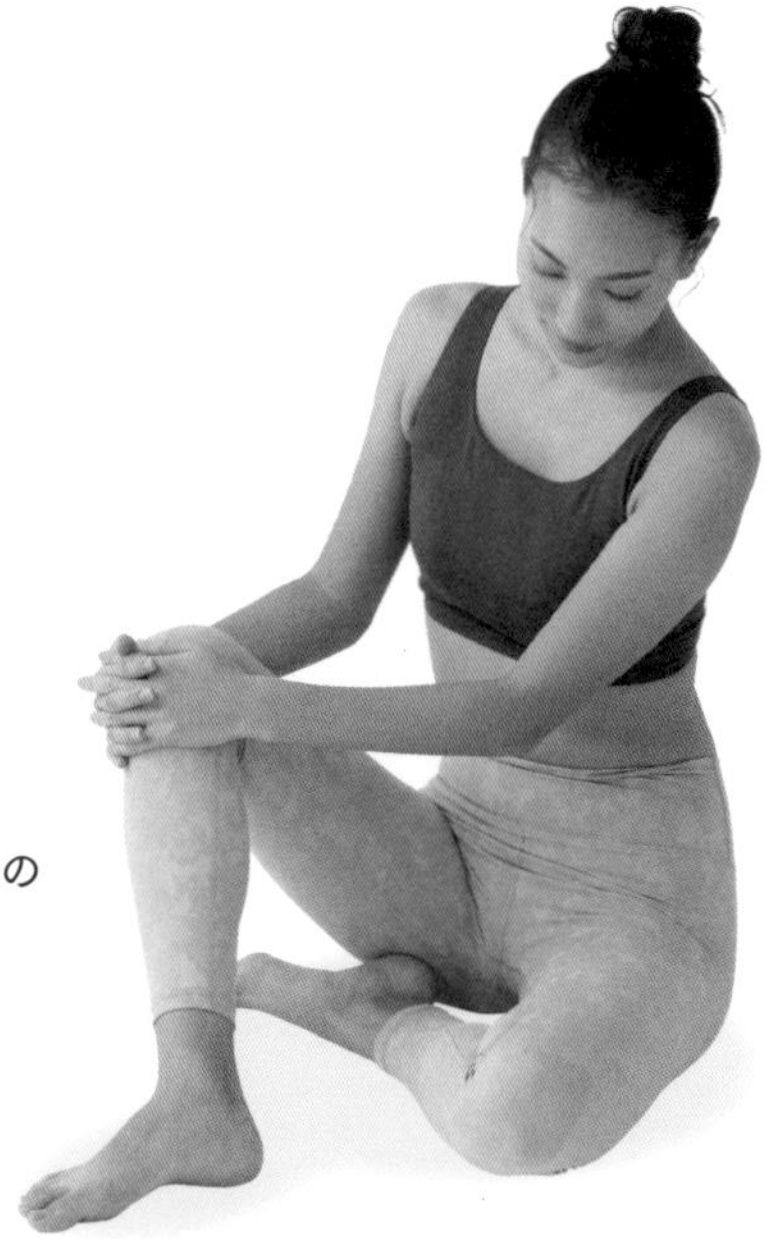

2 手指でアキレス腱をつまむ

5㎝ほどあるアキレス腱のかかと上からふくらはぎ下まで順に6ヶ所程度、親指と人差し指でつまむ。このとき、1ヶ所につき、5秒かけて、じんわり押さえること。

30秒

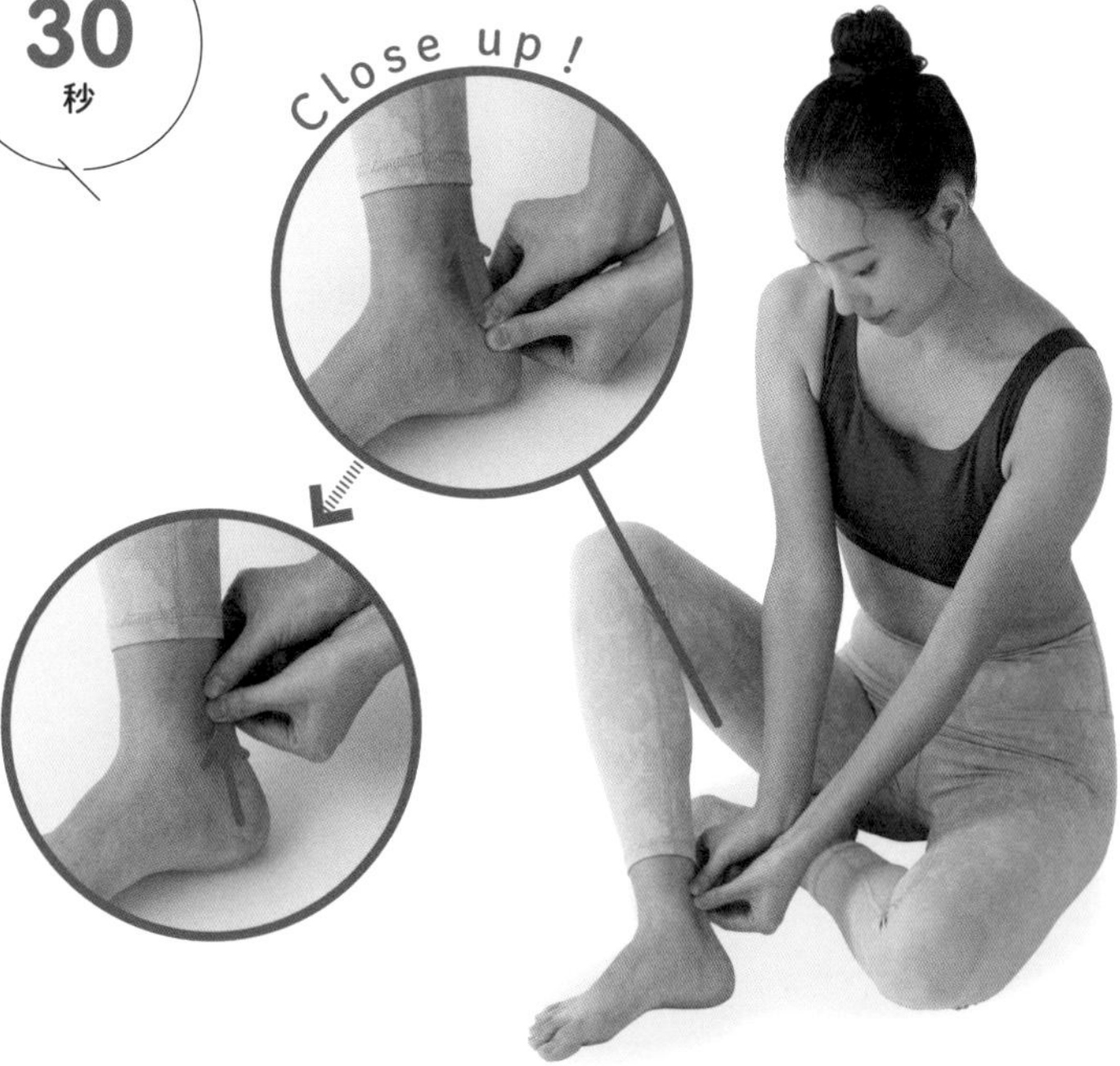

NG

足首を曲げると、力が入ってしまうので、足首はダランと力を抜いてリラックスすること。

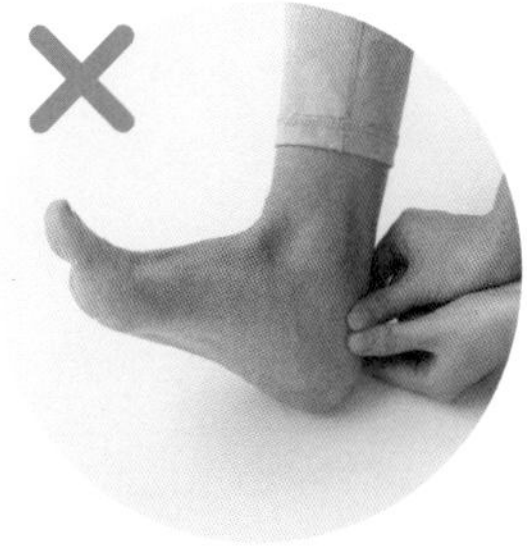

O脚に効く！

症状別足首やわやわストレッチ-⑪

足首関節調整

30秒

足首がずれたり、ゆがんだりしている人は、意外に少なくありません。体重が足の小指側にかかることで、かかとの骨が内側にねじれた状態で固まる人が多いです。

かかとの骨の踵骨と、足首の骨の距骨は隣接しているので、足首がゆがむと、ひざが外側に開いて、O脚になってしまうのです。O脚の人は、変形性ひざ関節症にもなりやすいので、要注意。

そこで、かかとを内側と外側に動かして、足首の距骨とかかとの踵骨の間にある距骨下関節を調整し、足首のずれやゆがみを正します。すると、足首の上にあるひざも外側に開かなくなり、O脚が改善。ゆがみがとれると、小指側にのっていた体重も、自然と親指側にのりやすくなるでしょう。

1 右足を曲げて左ひざ上にのせる

床に足をのばして座り、右足のひざを曲げて、右足首を左足のひざ上にのせる。

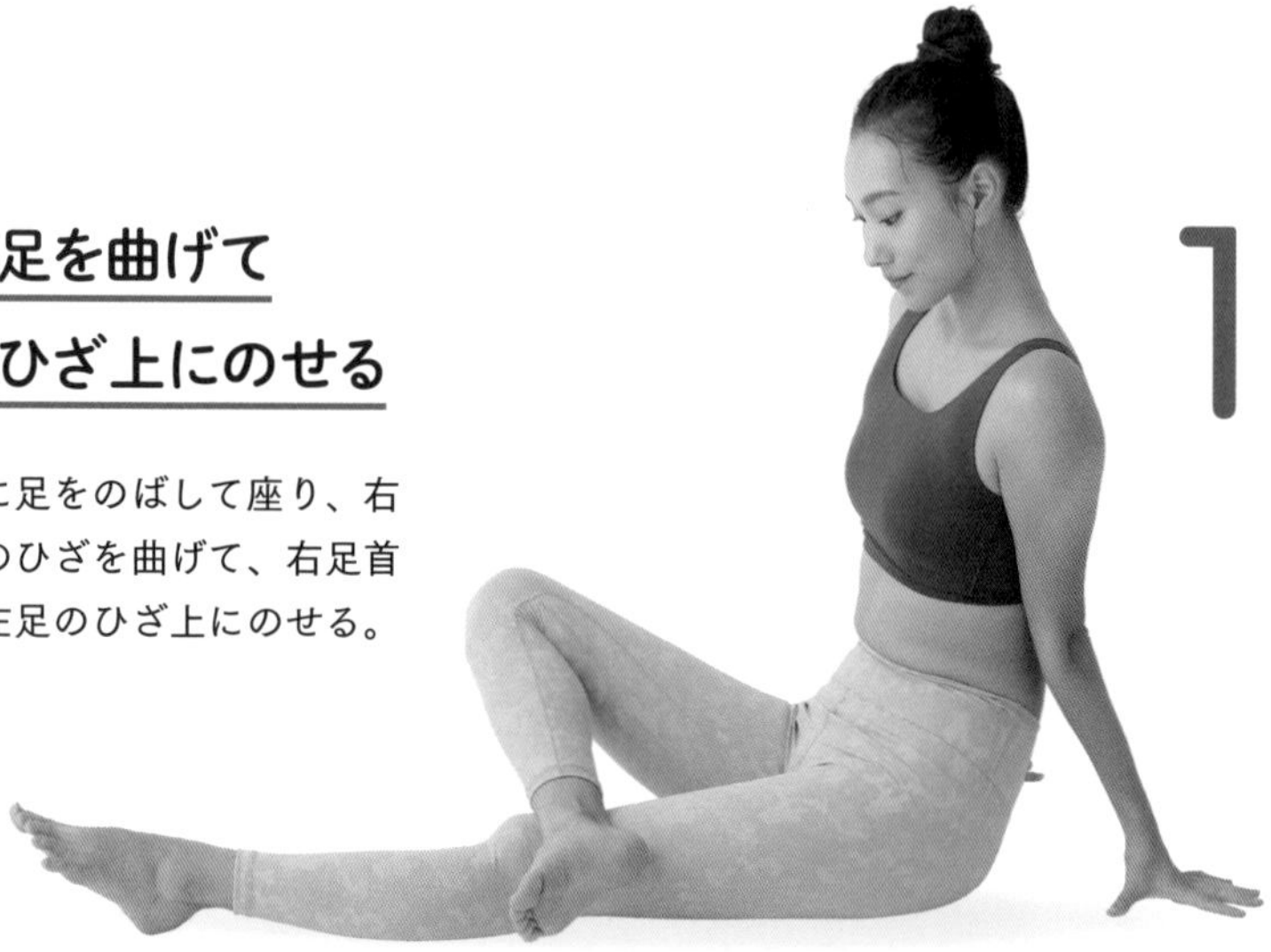

内くるぶしと距骨をつかんで固定

2

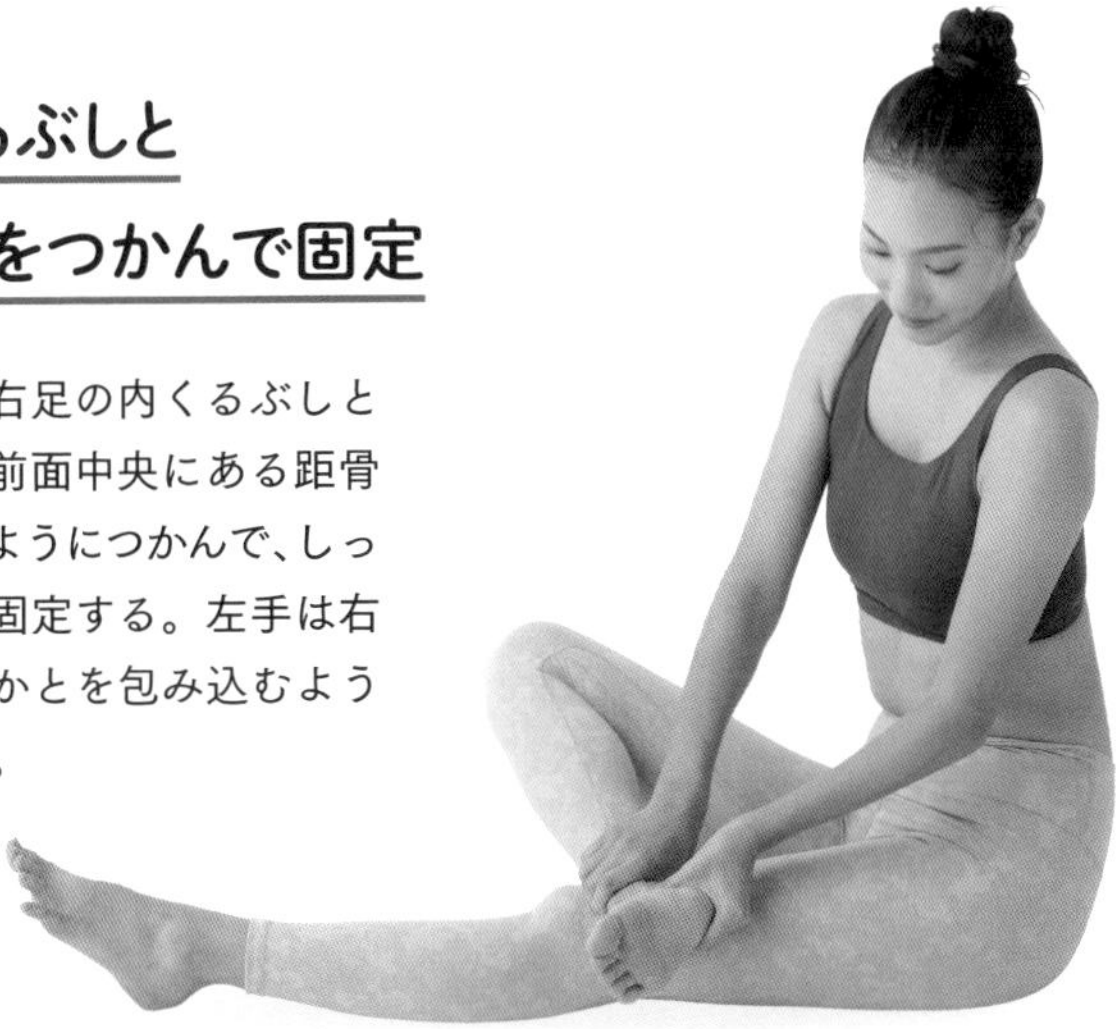

右手で右足の内くるぶしと足首の前面中央にある距骨を覆うようにつかんで、しっかりと固定する。左手は右足のかかとを包み込むように持つ。

30 秒

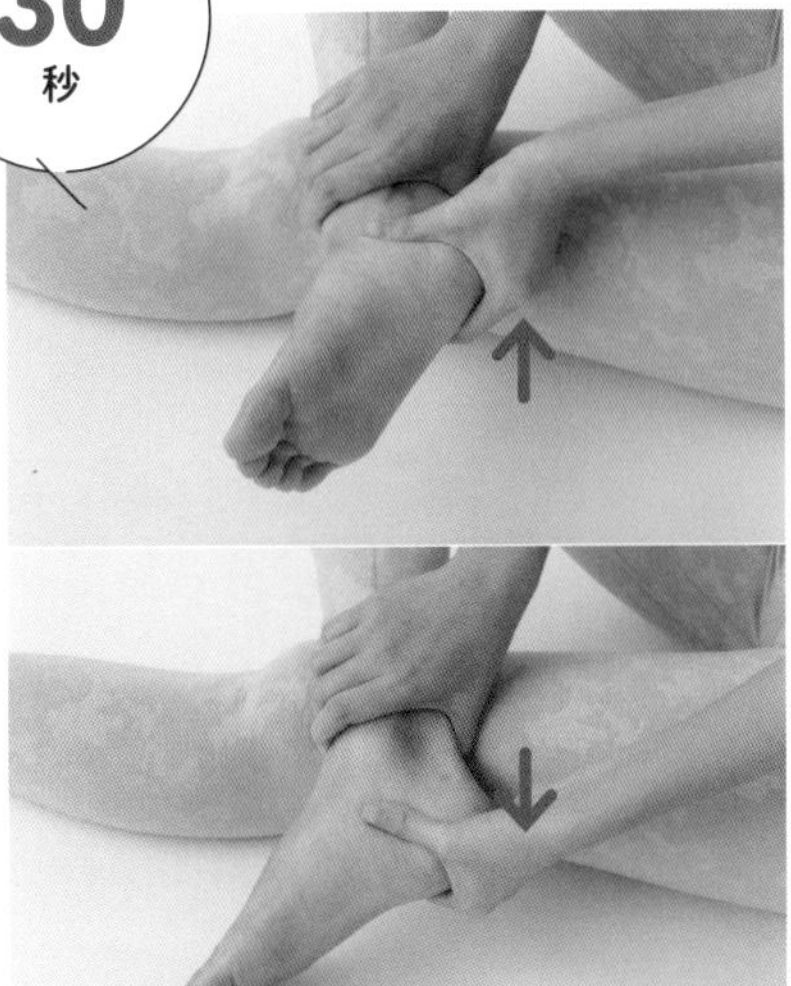

3

かかとを内側と外側に動かす

左手で右足のかかとを内側と外側に交互に動かす。かかとを内側に動かしたときは、足裏が上方を向き、外側に動かしたときは、足裏が下方を向く。反対側の足も同様に。

COLUMN

1日1万歩は多すぎる!?

ウォーキング愛好家に伝えたいこと

世間の風潮では、1日1万歩歩くことが望ましいとされているようです。ところが1万歩という目安の数字にあまり根拠はなく、キリがいいから選ばれているように思います。僕は1日に6000〜7000歩も歩いたら、十分だと思うのです。健康のために歩いているのに、目指す歩数が多すぎると、かえって体への負担になることもあり得るのです。さらに、ウォーキング自体はとてもいいことですが、足首が硬くなったり、ゆがんだ状態で歩くと、体には負担が倍かかります。その結果、足やひざ、股関節の変形につながり、ひざ痛や股関節痛、腰痛、外反母趾も引き起こします。よかれと思ってやっていることが、自分の首を絞めている場合も少なくないので要注意。ウォーキングのメリットを最大限に活かしたいなら、足首をやわらかくして整えることが必須です。

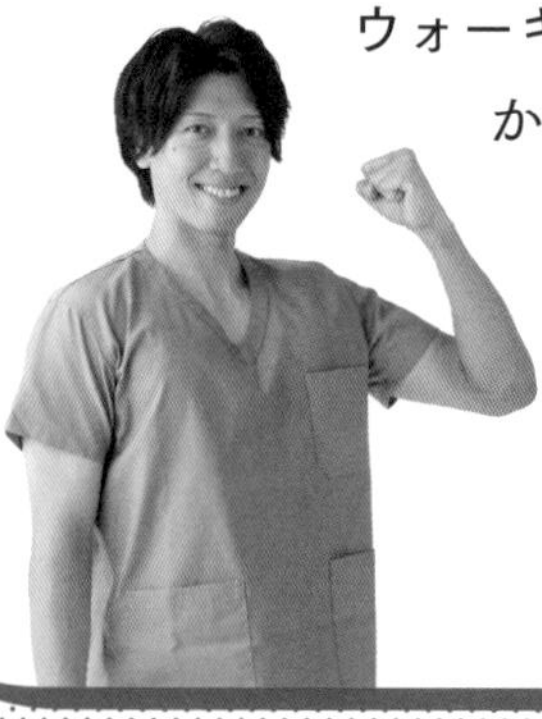

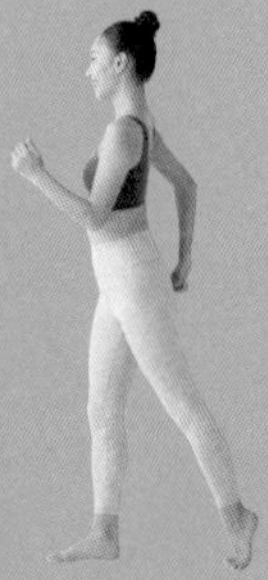

4章

しゃがめない
ガチガチ足首を
未然に防ぐ
健康習慣

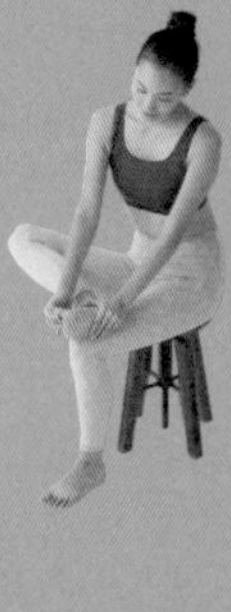

歩く際は足指で地面をしっかり蹴ることが大事

足首やわやわストレッチで足首の状態が整ってきた人や、今後こり固まった足首からくる体の不調を引き起こしたくない人に、ほんの少し心がけるだけで、やわらかな足首を保てる健康習慣を紹介します。

足首がこり固まる原因の1つになっている、歩き方のクセ。普段、歩く際は、足指を使うことが重要です。かかとから地面に着地し、地面から足が離れる際、足指でしっかり蹴ると、足指も足首も使えて、足首がやわらかくなるのです。

多くの人は、ひざを曲げずに足裏全体を地面にペタペタとつく「ペンギン歩き」をしています。こうすると、足首が動かず、硬くなってしまうのです。

さらにガニ股で歩くため、足指で蹴れなかったり、体の重心が小指側にのって、足首が内側にひねられている人も多いです。以前、靴に小石が入ったまま

30分歩いたら、腰痛になった人がいました。わずかな重心の変化が、体に悪影響を及ぼします。体の重心は足の親指と人差し指の間にのせる、内側重心を心がけましょう。

さらに一度つま先立ちしてお尻を締め、頭のてっぺんを上から吊られるような感覚で歩くこと。上半身がぶれなくなり、いい姿勢を保ったまま歩けるようになります。これらを意識すると、歩くだけで体の調子が整っていくでしょう。

正しい歩き方

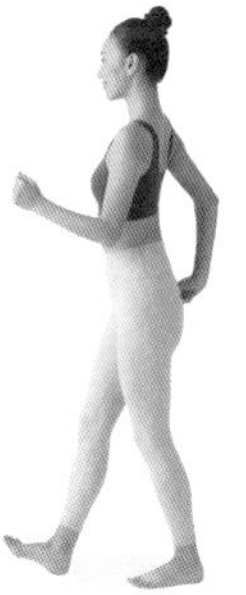

1

足先はまっすぐ前に向けて、一歩踏み出し、かかとから地面につく。

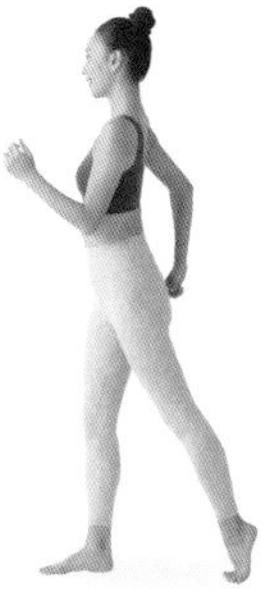

2

体の重心は、足の親指と人差し指の間にのせる。足指でしっかりと地面を蹴って、前に進む。足指で蹴って歩くことに慣れてきたら、お尻を締め、頭のてっぺんが上から吊られているイメージで姿勢を正すといい。

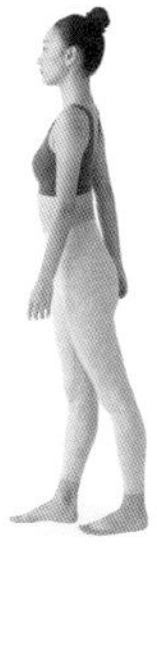

NG

地面に足裏全体をペタペタとついて歩く「ペンギン歩き」は×。

隙間時間には つま先立ち&かかと立ち

かかとを浮かせて、地面に足指のみをつけて立つ、つま先立ちと、逆に足先を浮かせて、地面にかかとのみをつけて立つ、かかと立ち。

日常生活の中で、時間帯を問わず、わずかな空き時間を見つけたら、ぜひ、取り入れてみてほしいのが、このつま先立ちとかかと立ちです。

つま先立ちは、主にふくらはぎにある腓腹筋とヒラメ筋を使います。一方、かかと立ちは、主にすねにある前脛骨筋を使っています。

いずれも、ひざから下の主要な筋肉をしっかり使う筋トレなので、足首の関節が安定するのです。

たとえば、髪を乾かしているときや、歯を磨いているとき、テレビを見ているとき、外出先での待ち時間に、「ながら」で取り組んでも、まったく問題なくできる簡単な動作であることが利点。

まずは、つま先立ちとかかと立ちをそれぞれ1日につき、10秒を3セットずつ行ってみましょう。

短時間ながら、ふくらはぎの筋肉が効率よく鍛えられるので、足首の関節はグラグラせずに安定。全身の姿勢も整って、根本から不調を遠ざけるのです。

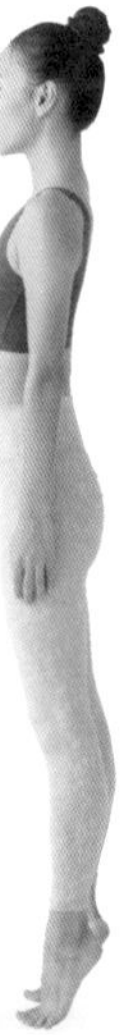

つま先立ち

両足はこぶし1個分開いて、足指のみを地面につけて立つ。10秒静止を3セット。

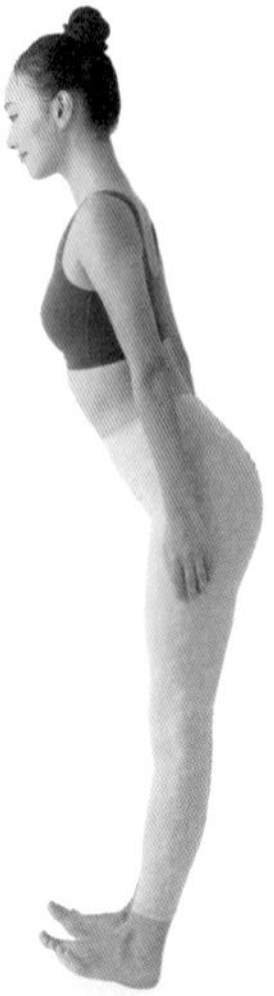

かかと立ち

両足はこぶし1個分開き、足先を浮かせて、かかとのみを地面につけて立つ。このとき、お尻が後ろに出たり、上半身が前に傾いたり、壁に手をついてもOK。10秒静止を3セット。

ウォーキングやしゃがむ動作で軽い運動習慣を身に付ける

程よい運動習慣が体にいいとは頭ではわかっていても、「運動が苦手でハードなトレーニングが続かない」「毎日、忙しくて運動する時間がない」という人も多いのではないでしょうか。筋肉は使わないと硬くなっていくので、やわらかい足首を保つためにも軽い運動は必要です。

そこで、取り入れてみてほしいのがウォーキングです。歩く際は足首だけでなく、ひざや股関節が連動して同時に動きます。これらの部位が連動している、全身運動であることがポイント。足首、ひざ、股関節が連動して動くと、ただ歩いているだけでも、骨盤の中央にある仙腸関節が締まってきて、骨盤が引き締まり、安定するのです。週に2～3回、10～15分歩くことから始めて、慣れてきたら、20～30分も歩けば十分です。ただ、足首を曲げたりひざを曲げるといった、単独の動作ではできない、体の調整ができるのです。

さらに足首の柔軟性を把握するためのしゃがむ動作もおすすめの軽い運動です。しゃがむ動作は歩くことと同じく、足首やひざ、股関節が連動して動き、足首の調整ができます。筋トレの王様といわれるスクワットと同じ動きなので、お尻や太もも前面など、下半身の大きな筋肉を効率よく鍛えられるのです。

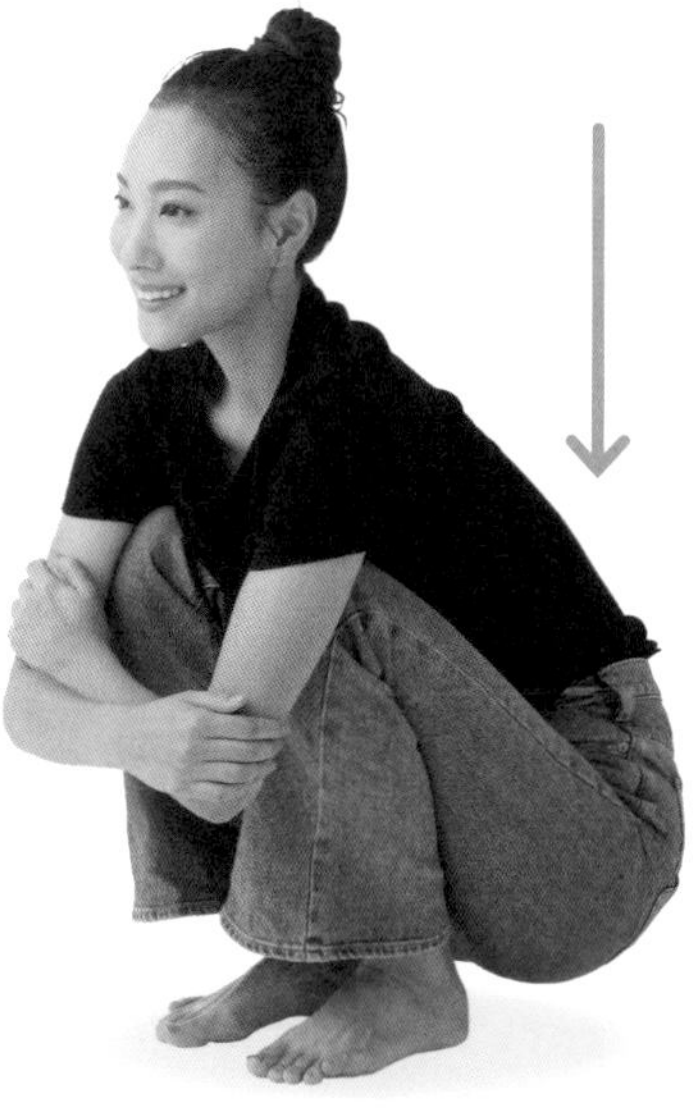

気づいたときにしゃがむ動作を取り入れる

しゃがむ動作をふと気づいたときに取り入れれば、足首を始めとする各部位の柔軟性を高め、下半身の主要な筋肉を効率よく鍛えることができる。

座りっぱなしのときは貧乏揺すりをプラス

デスクワークなどで座りっぱなしでいると、2～3時間も経つと、血液やリンパ液の流れが滞って足がむくんだり、体が冷えたり、筋肉や関節が動かないので硬くなってしまいます。さらに、座っているときは、たとえ楽に思えても、筋肉では体をほぼ支えていないため、背骨の椎間板にかかる負担は大きく、椎間板ヘルニアや腰痛のリスクも高まります。

そこで、できれば30分、少なくとも1時間に1回は立ち上がってのびをしたり、歩き回ったりして、座り姿勢とは違う体勢をするよう心がけましょう。

座りっぱなしでいると、当然足首やひざ、股関節も固まってしまいます。そこで、その場で足を小刻みに上下に揺らして、貧乏揺すりをしてみてください。座っているにもかかわらず、足首やひざ、股関節が動くので、血流がよくなったり、関節液がジワッと出てきて、足首やひざなどの関節も固まりにくくなります。
普段からひざ痛があると、イスから立ち上がったり、急に動き出したときに、痛みを感じる場合があります。貧乏揺すりでひざを小刻みに動かしておけば、イスから立ち上がったり、歩き出したとき、痛みや違和感なく、スムーズに動けるようになるでしょう。

貧乏揺すりで
筋肉や関節の硬直を防ぐ

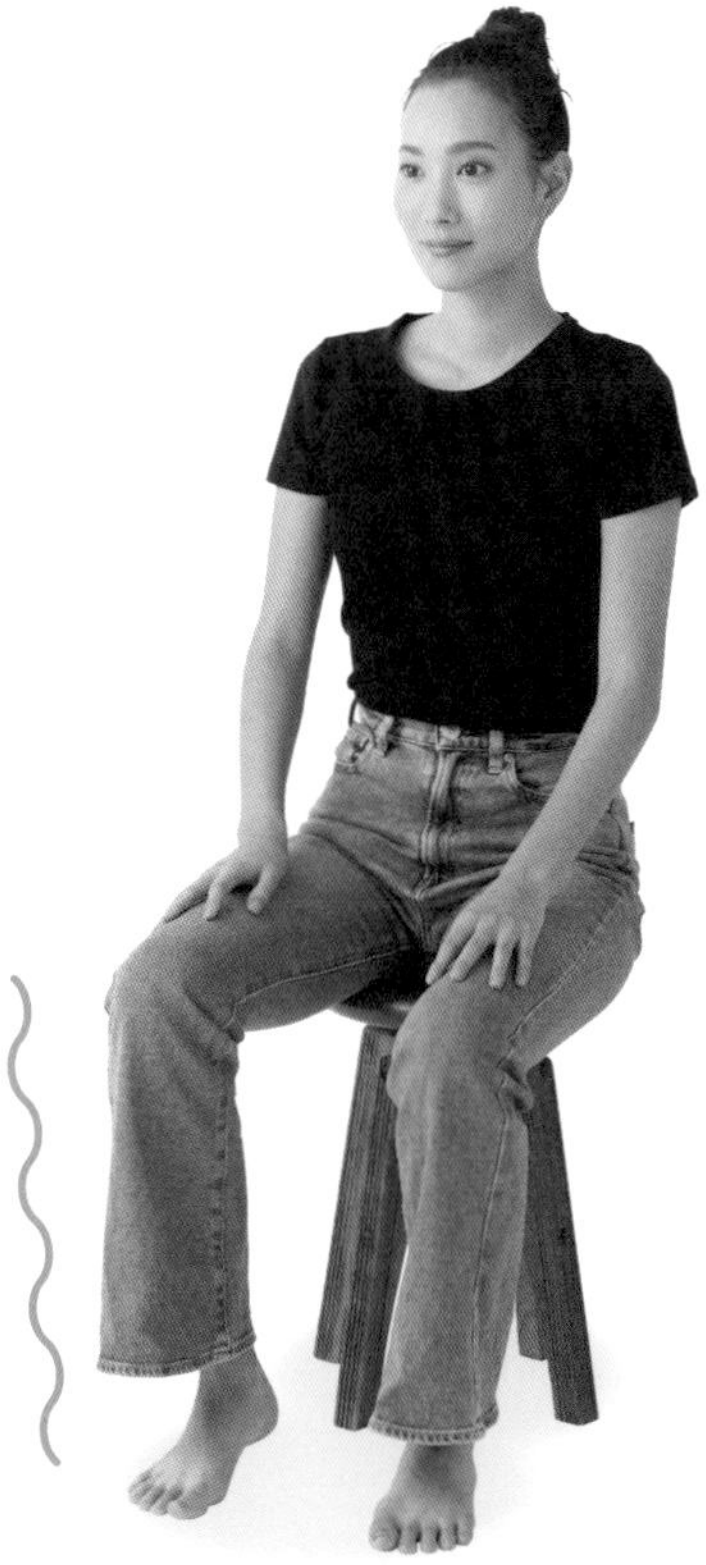

デスクワークなど、座り姿勢が長くなる場合は、姿勢を変えるか貧乏揺すりをすれば、筋肉や関節が硬くなるのを防げる。

ソファにはお尻のほっぺでなく坐骨で座る

ソファに座る際、座面が沈むので、お尻のふくらみ部分で座ってしまい、骨盤が後ろに倒れて、腰や背中が丸くなり、姿勢が崩れてしまいがちです。

本来はソファに座るよりもイスに座るほうが座面は沈まず、姿勢も崩れにくいものです。しかし、ひと工夫すれば、ソファでも姿勢が崩れずに座ることができるので試してみてください。

まず、ソファの座面にお尻の坐骨をつけて、骨盤をまっすぐにして座ることが大切です。よい座り方とは、ソファに限らず、イスであっても、股関節とひざ関節の角度を90度に保つことです。

ソファの場合は、座面が沈むので、ひざの高さよりもお尻の高さが低くなりがちです。ひざの高さよりもお尻の高さが低くなると、お尻や太もも裏の筋肉が張ってきたり、骨盤が後ろに倒れて、姿勢が崩れてしまいます。お尻がひざよりも低くならないようにすることがポイントです。

やわらかいソファならお尻の下にクッションを敷いて、お尻とひざが同じ高さになるようにしてください。

また、骨盤が倒れて、お尻のふくらみ部分で座ってしまう人は、腰にクッションを当てて、骨盤が後ろに倒れないようにするのも手です。

お尻とひざは同じ高さを保つ

お尻の下にクッションを敷き、お尻とひざは同じ高さになるよう、キープ。股関節とひざ関節の角度は90度になるように。

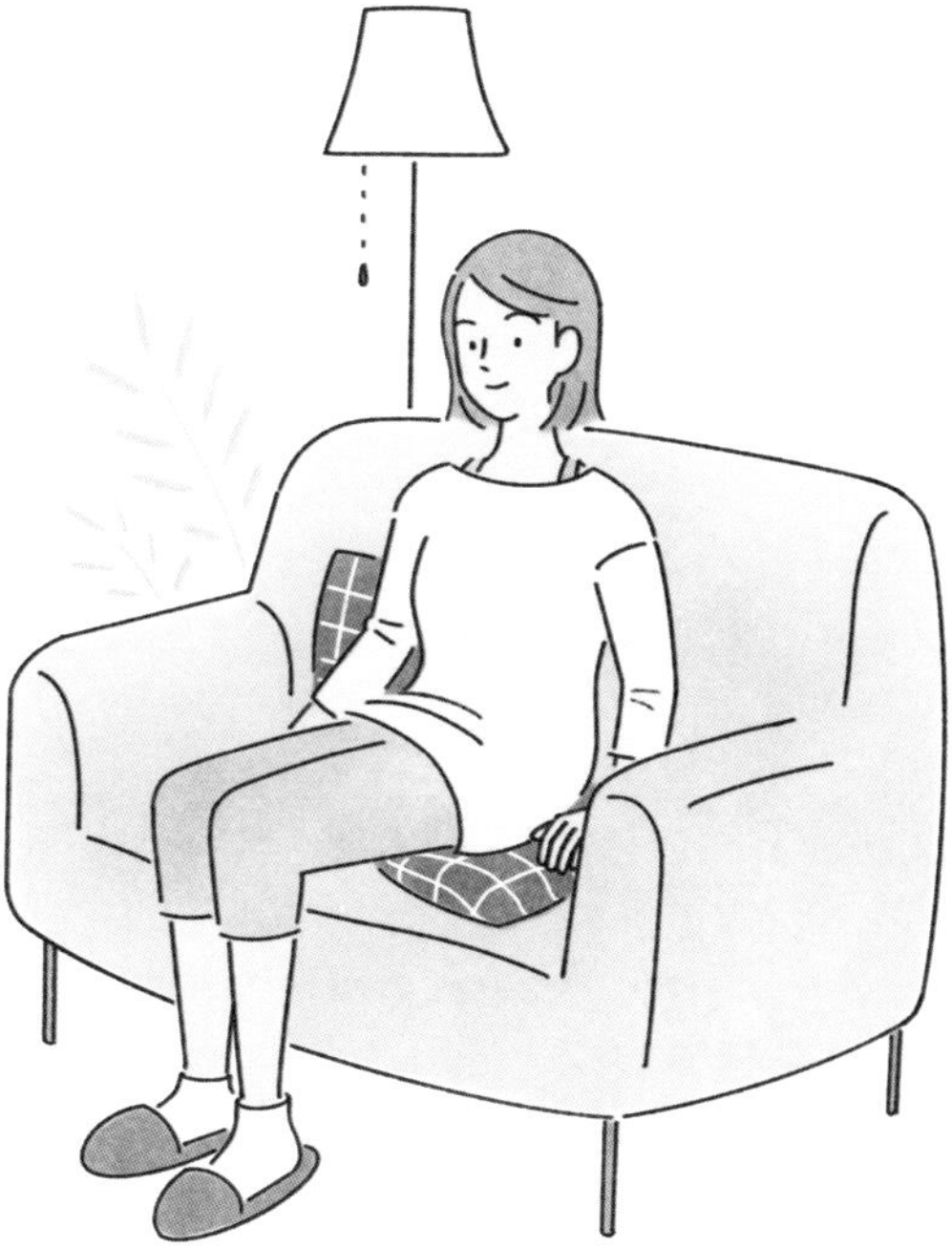

床に座るときは正座やあぐらが望ましい

床に座る際、両足をＭ字にして座る「ペタンコ座り」や、両足を横に流す「お姉さん座り」になりがちです。しかし、これらの座り方は、体のゆがみの原因となるので避けたほうが懸命。両足をＭ字にして座ると、股関節が内側にひねられるので、骨盤は前に倒れて固まり、股関節の動きも悪くなって、硬くなってしまいます。股関節や骨盤のゆがみにつながるほか、足全体の血流が悪くなるので、周りの筋肉にも悪影響があります。一方、お姉さん座りは、足を流したほうへ上体が傾くので、背骨のゆがみを引き起こします。股関節も流すほうの足は内側にひねられ、反対の足は外側に開くので、骨盤にも左右のゆがみが生じるのです。

床に座るときは、大前提としていろんな体勢で座るほうがいいです。どんなにいい座り方であっても、長時間座ると同じ筋肉を使っているので、体には負担がかかります。正座、あぐら、イスに座るというふうに体勢をまめに変えるようにしてください。

正座は、背すじがのびやすく、骨盤が立てやすいことが利点。足を流して座るわけではないので、股関節もゆがみません。ひざが痛い人は、あぐら座りがいいでしょう。あぐら座りは、ひざよりもお尻が下がりやすいので、お尻の下にクッションを敷いて、お尻とひざが同じ高さになるようにしてください。

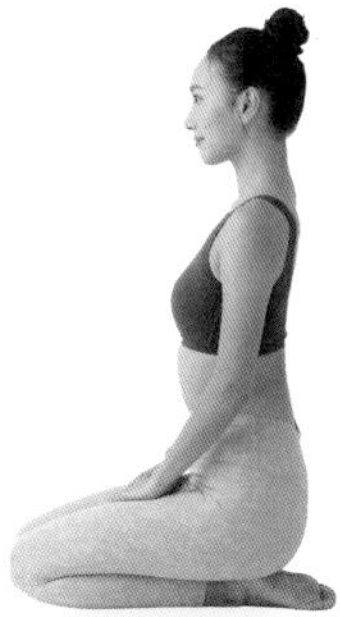

正しい正座

両ひざを曲げて座り、足首や足指はのばす。このとき、骨盤は立てて、背すじをのばす。

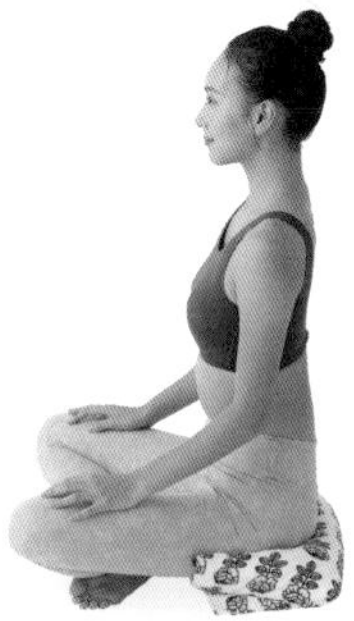

正しいあぐら座り

お尻の下にクッションを敷き、ひざとお尻が同じ高さになるように保つ。両ひざを曲げてあぐらをかき、骨盤を立てて、背すじをのばす。

足を組むのは体のゆがみを招くので控える

イスに座った際に楽に感じられるからと足を組む人は多いです。どんなにいい姿勢でも長時間続けると、使っている筋肉は同じなので、体はしんどいと感じます。座っているときも同じで、足を組まずに地面に両足をつけていると、前後に傾くしか力を抜く方法はありません。しかし、足を組むと、左右にも傾くことができるので、姿勢が変えられるぶん、使っている筋肉が変わり、一時的に楽に思えるのです。とはいえ、足を組むと、背骨や股関節のゆがみが生じるので、おすすめできません。

たとえば、右足を上にして足を組むと、上体は左に傾きます。そのため、左肩は下がり、首は右に傾きます。すると、背骨は右にぐにゃりと湾曲してしまいます。さらに、足を組むことで、股関節も左右差が生じて、ゆがんでしまうのです。よく反対の足も組めば、プラス、マイナスがゼロになるともいわれますが、背骨や股関節にゆがみが生じているので、元には戻らないのです。
そもそも、足を組んでしまうのは、骨盤まわりの筋肉が固まり、ゆがんでいるから。足首やわやわストレッチを続けていけば、骨盤の左右の高さが揃って、足を組みたくなくなるでしょう。

背骨と股関節が
ゆがむ原因になる

右足を上にして足を組むと、上体は左に傾き、左足を上にして足を組むと、上体は右に傾いて、背骨がゆがんでしまう。股関節も左右差が生じる。

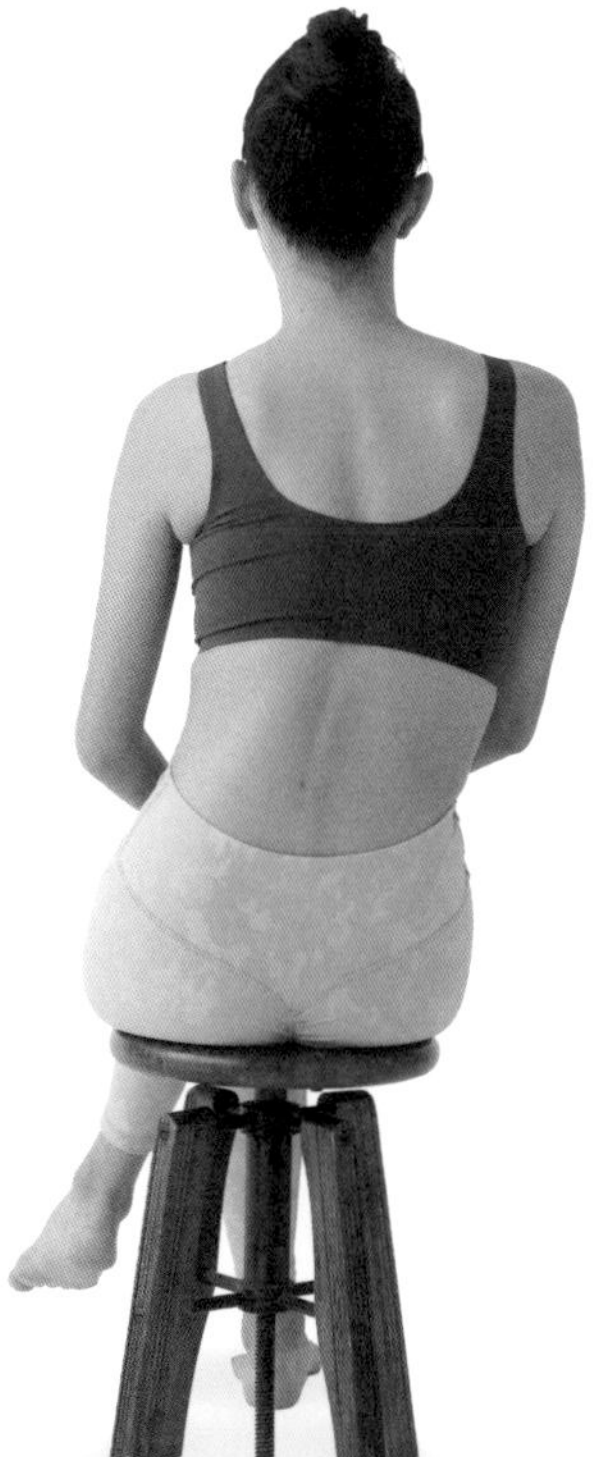

家の中ではなるべく裸足で過ごす

歩く際にかかとから地面について、足指で蹴るには、靴はソールがある程度やわらかいものが望ましいです。靴のソールが硬いと、足裏の波打つような動きができなくなり、足裏全体をペタペタとつくペンギン歩きをしてしまいます。そのままでは足指の使い方を忘れて、足指で蹴って歩く習慣がなくなるのです。

そこで、自宅などの室内では、ほんの少しの時間でもいいので、なるべく裸足で過ごしてください。足指をしっかり使って、地面をつかむような感覚は、何も履いていない裸足の状態のほうが身に付きやすいのです。

普段から室内でスリッパやサンダルを履いていると、スリッパが脱げないよう、常に足指を持ち上げることになります。反対に足指を下げて、足首をのばすと、スリッパが脱げてしまうからです。スリッパやサンダルを履いている間は、常に足指が浮いているので、足指で蹴れないし、足首も使えないし、すねもこり固まってしまいます。つまりスリッパやサンダルは、足首まわりにとって、何ひとついいことがないのです。もし、裸足になれない寒い季節なら、普通の靴下や、5本指ソックス、かかとをしっかり覆って固定できる室内履きを履くようにすると、足指が浮かずにすむので、足指や足首を使って歩けるようになるでしょう。

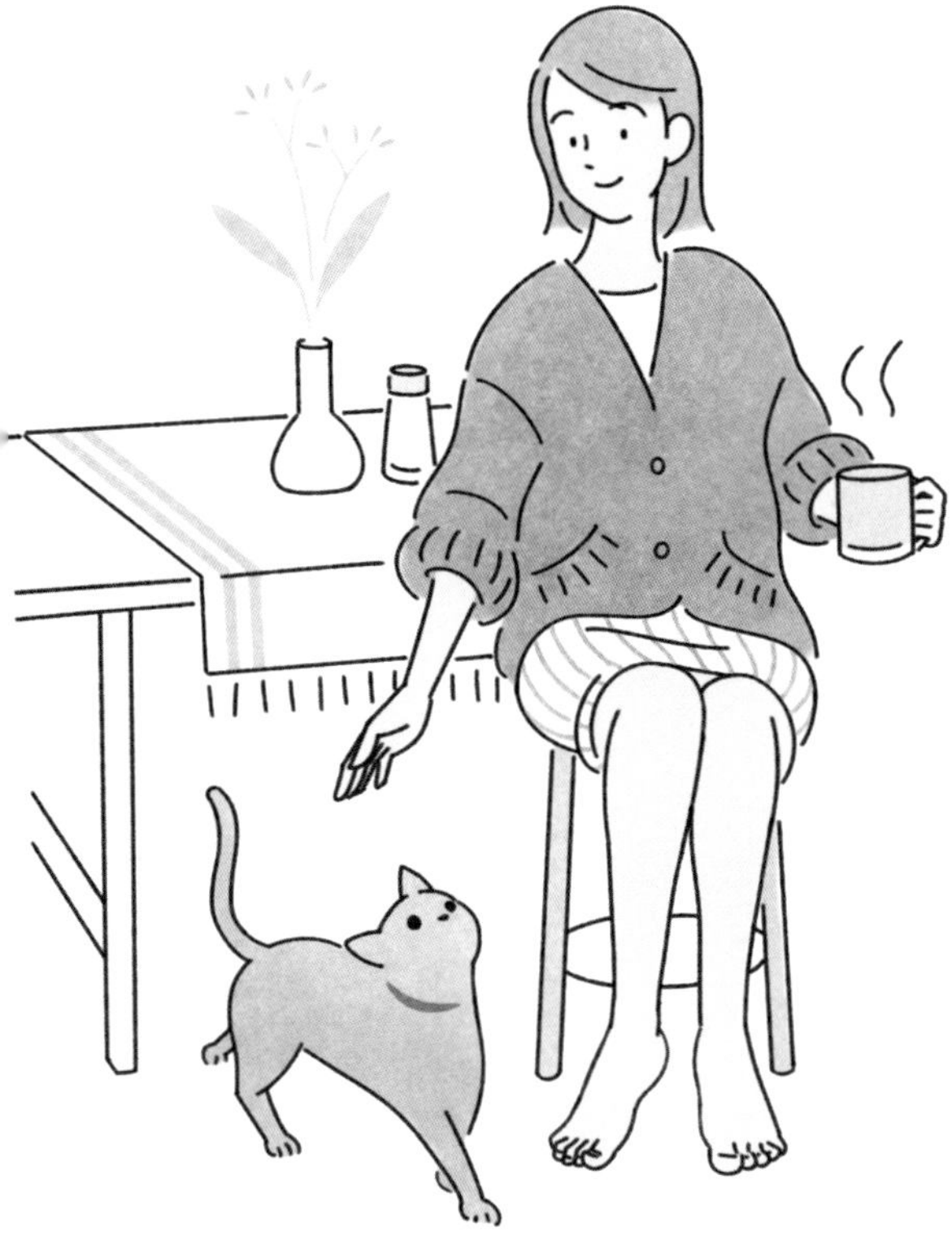

裸足が足指を使える理想の歩行を実現

室内では裸足で過ごすと、足指で蹴って、足裏をしならせ、足首をしっかり曲げのばしする理想の歩き方ができるようになる。

ヒールのある靴を履いた後はセルフケアが必須

ヒールのある靴を履くと、なんとなく足に悪いという印象を持つ方もいるかもしれません。それは本当のことで、ヒールのある靴のつま先とかかとの高低差から、足首が曲がらずにのびたままで固まってしまいます。足首の曲げのばしの動きの軸となる、足首にある距骨は、前に飛び出したままで後ろに入らなくなり、足首が曲げづらくなってしまうのです。

前述したように足首には、曲げのばしの背屈、底屈を含め、6つの動きがありますが、もっとも阻害されやすいのは、足首を曲げる背屈の動きです。しゃがむ動作にも欠かせない、背屈の動きができなくなると、ほかの5つの動きもできなくなります。

しかし、冠婚葬祭などの改まった場や仕事、おしゃれで、ヒールのある靴を履く機会もあるでしょう。もし、ヒールのある靴を履いたら、その日の夜にこり固まった足首をリカバーすべく、基本の足首やわやわストレッチの距骨押し込み（P60）をやってみてください。前に飛び出した距骨が後ろに入るようになり、足首の曲げのばしがスムーズにできるようになるので、固まった足首をリセットするのです。

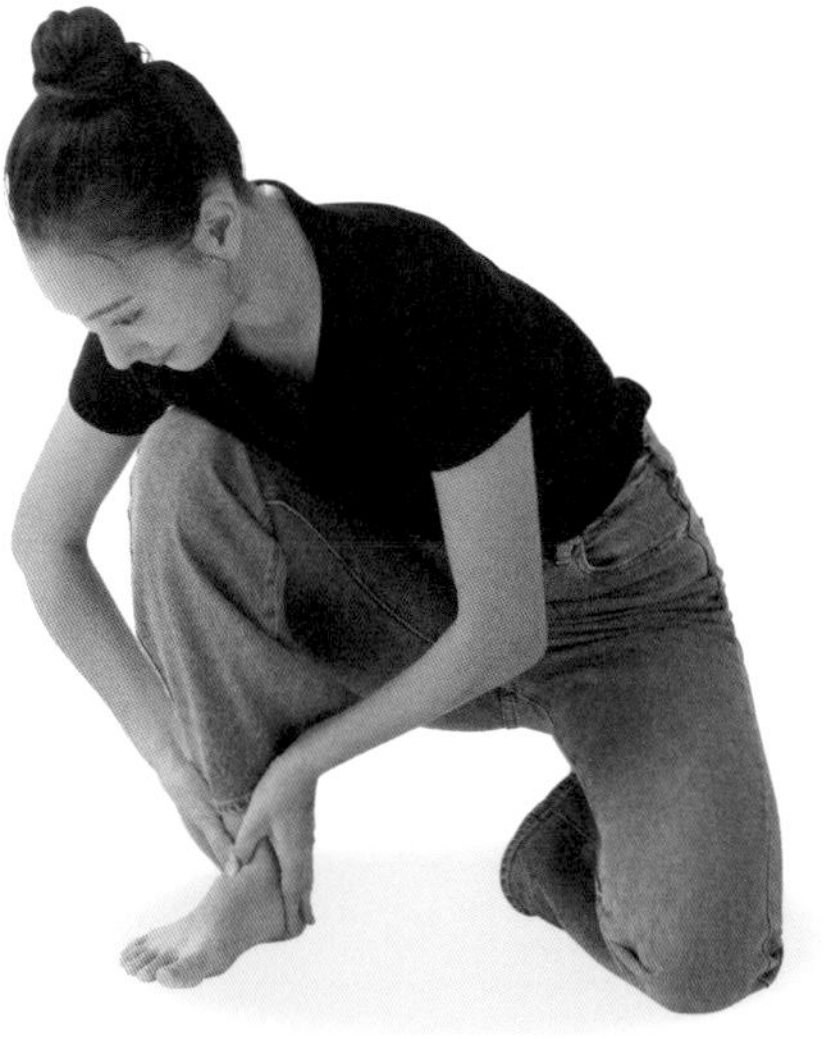

ヒール靴で固まった足首は距骨押し込みでケア

ヒールのある靴を履いた後は、基本の足首やわやわストレッチの距骨押し込みをやると、のびて固まった足首をやわらかくほぐせる。

下方の物をとる際はひざを曲げてしゃがむのが正解

下にある物をとるときに、横着してひざをのばしたままとる人が意外に多いです。これでは、腰を始めとする体に負担がかかってしまいます。

下方にある物をとるときは、足首とひざ、股関節を曲げて、しっかりしゃがむようにしましょう。もちろん、このしゃがむ動作は、足首やひざ、股関節の柔軟性を高めて、足首やふくらはぎを始めとする下半身の筋肉をやわらかくほぐします。さらに、腰は曲がっていないので、負担がかかりにくいのです。

いつも、腰痛持ちの人には、「腰を曲げずにひざから曲げてください」とお伝えしています。下方の物をとるときも同じで、ひざをしっかり曲げてしゃがむのがベストです。

逆にひざ痛のある人は、変形性ひざ関節症なら、ひざを曲げることが負担になります。たとえば、下の物をとったり、草むしりをするなど、しゃがむ必要があるときは、クッション性のあるサポーターをしたり、敷物を敷いて、地面にひざをつくと、ひざへの負担が軽減できます。

本書で紹介する、足首やわやわストレッチを取り入れて、足首から調整し、腰痛やひざ痛を解消してください。

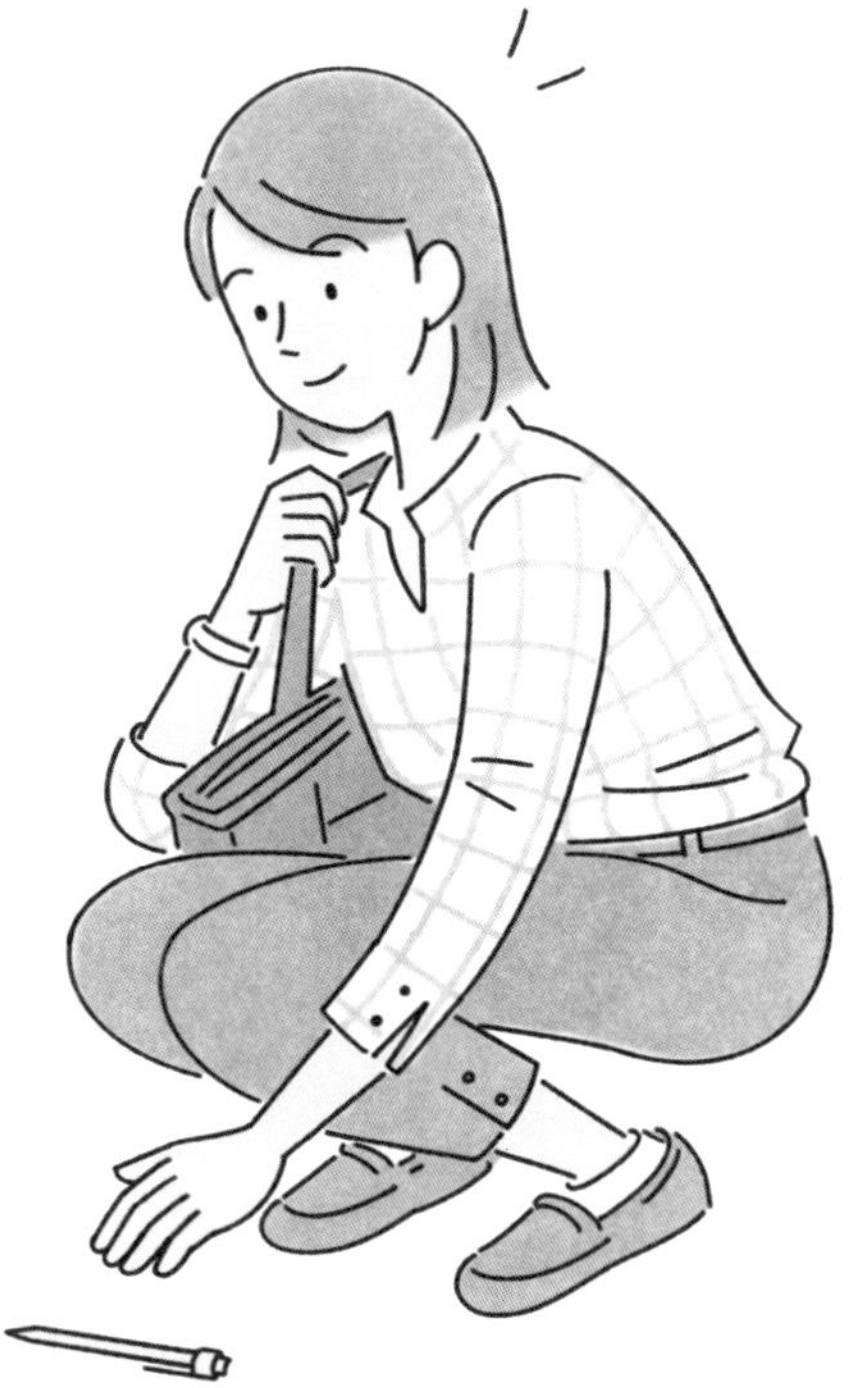

ひざをしっかり曲げてしゃがむ

足首やひざ、股関節をしっかり曲げてしゃがんで、下方の物をとるように。

1日1.5ℓの水分摂取で筋肉の伸縮をよくする

普段、水分をあまりとらない人は、せっかくストレッチをしても、思うような効果が得られていないかもしれません。というのも、筋肉にも水分が含まれるので、水分が不足すると、ささみのようにパサパサの状態になり、のび縮みしにくくなるのです。水分不足は、ストレッチ効果を下げる要因になってしまいます。

水分はこまめにとるほうがよく、1日に1・5~2ℓを目安にとるようにしましょう。日ごろ、水分をとっていない人は、いきなり1・5ℓを目指すのは難しいので、最初は1ℓを飲むことからスタートしてください。まずは、500㎖のペットボトルの水をそばに置いて、午前中に1本、午後に1本を飲み干すようにします。これなら水を飲み慣れていない人でも、難なくクリアしやすいです。
水分は何を飲めばいいかというと、水がいちばんです。僕は基本、水しか飲まないようにしています。水以外に、味を変えたい場合は、麦茶やルイボスティーなどのカフェインが入っていないお茶を選ぶといいでしょう。カフェインには、利尿作用があるので、せっかく水分をとっても、尿として排出されてしまいます。体内の細胞に効率よく水分を届けるためには、水や白湯がいちばんいいのです。

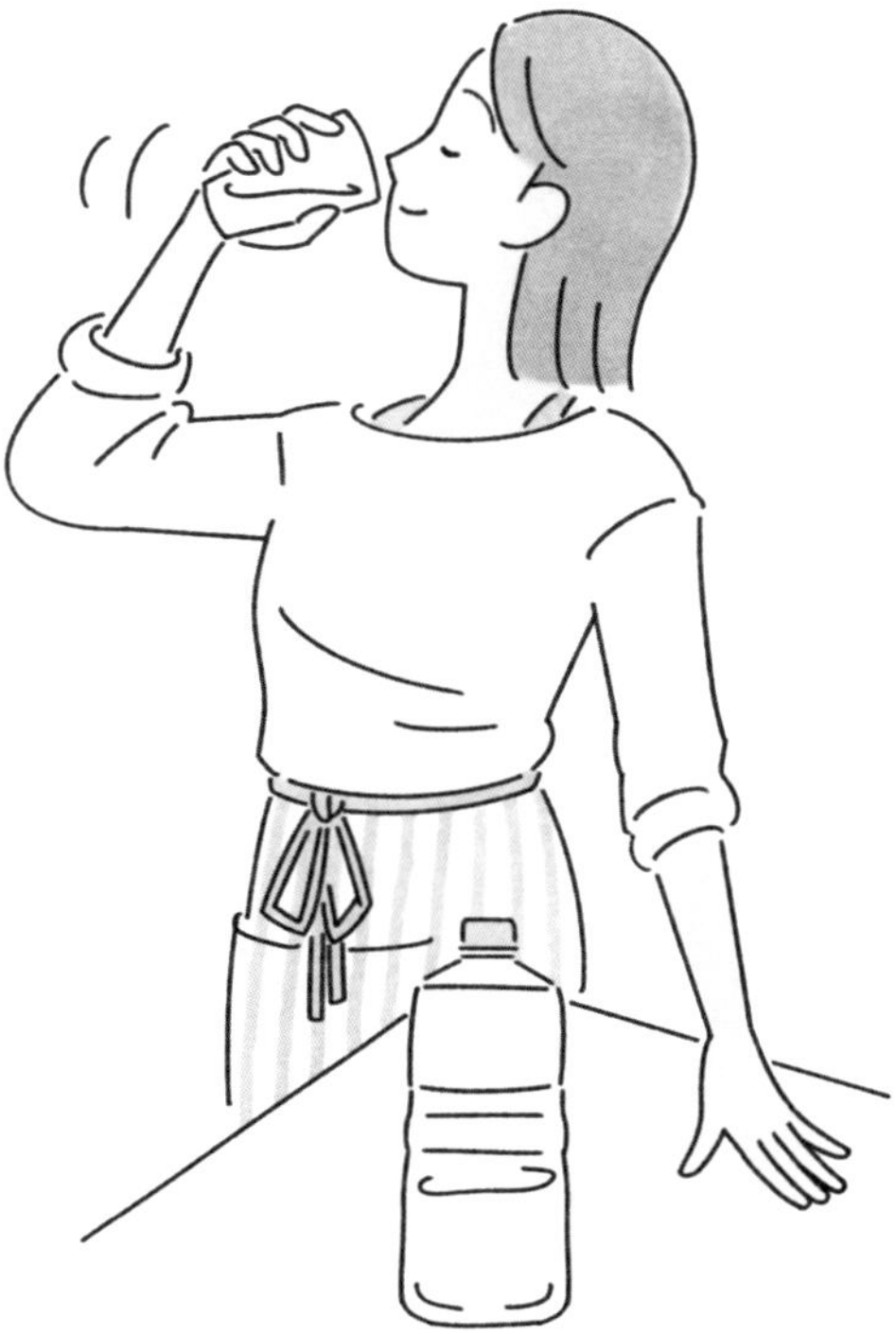

水分をとって
パサパサ筋肉を回避!

1日に1.5ℓから2ℓ程度の水、もしくは白湯をこまめに飲むように。カフェインの入っていないお茶もOK。筋肉の水分不足が防げて、のび縮みしやすくなる。

ねんざの放置からくる不調は足首のストレッチで解決

足首はねんざしやすい部位ですが、ほとんどの人は足首のねんざを放置したままです。ねんざは痛みがひけば完治したと捉える人が多いのですが、実はねんざすると同時に、足首の距骨などの骨や関節がゆがんでしまっています。その骨や関節のゆがみを整えない限り、また痛みが生じる可能性が高いのです。

たとえ10～20年前の足首のねんざであっても、今の腰痛などの不調を引き起こしていることもまれではありません。さらに足首のゆがみが原因で生じる痛みをかばって生活していることで、また別の部位に痛みが生じることも往々にしてあります。患者さんの既往歴を聞くと、20年前のねんざの放置が原因で、さまざまな不調が起こっていることも少なくないのです。

足首のねんざを放置した場合は、基本の足首やわやわストレッチの3種類をするのもいいでしょう。足首を締め、距骨を動かすことで足首の状態を整えます。もう1つ、ここで紹介するのは、ねんざのための足首ストレッチ。ねんざすると足首の関節がゆるくなるので、足首まわりの筋肉を鍛えて、安定させることが大事です。そこで、足先を内側と外側に交互に向けて、ふくらはぎの外側にある腓骨筋と、内側にある後脛骨筋をバランスよく鍛えて、足首を安定させましょう。

ねんざのための足首ストレッチ

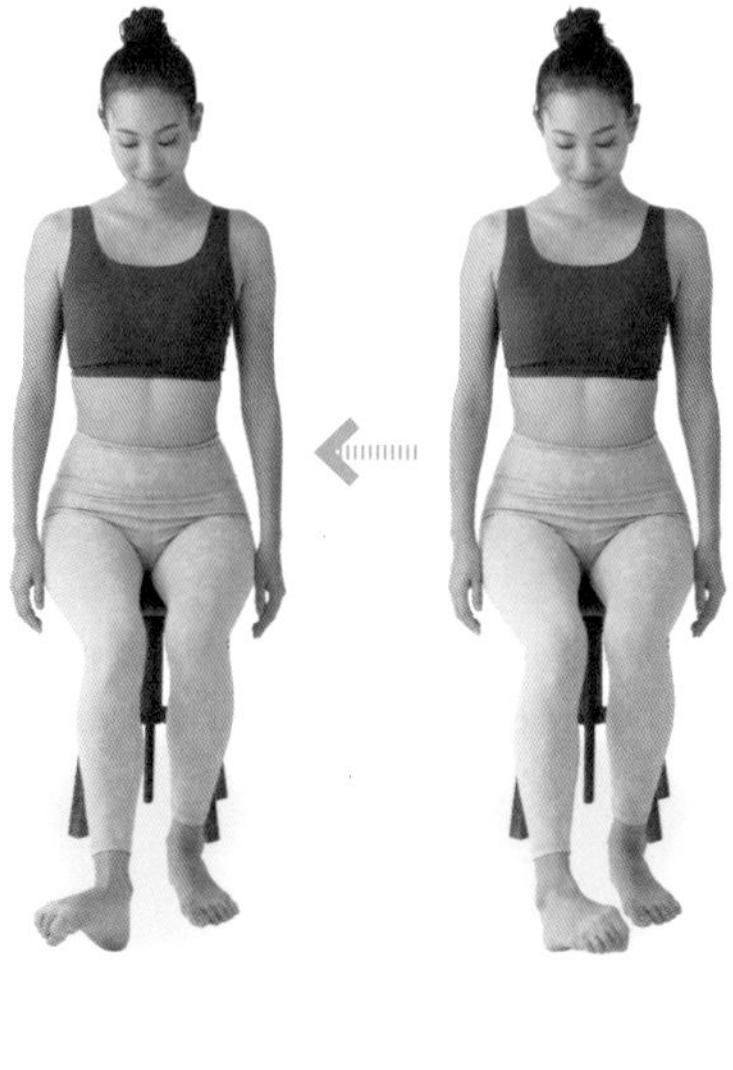

1

イスに座り、ねんざした足の5指を曲げて、つま先を持ち上げ、内側に向ける。このとき、かかとはついていてOK。

2

持ち上げたつま先を外側に向ける。1と2を30秒間くり返す。

足指骨折後のリハビリ不足には足指曲げのばしが有効

足指の骨折は、足指を家具の角などにぶつけたりして生じるので、ひざなどのねんざよりも遥かに多いケースです。そして、骨折後はリハビリをせずに放置している人が多数います。

ただし、骨折をすると、どうしても足指を動かさずに固定する時間が必要になります。その後、リハビリをせずにいると、足指は本来の機能を取り戻せないまま、歩いたりすることになるのです。

足指をきちんと使わずに歩くと、足指とつながりのある足首やふくらはぎなどの筋肉や関節の柔軟性が失われてしまいます。すると、体にもさまざまな不調が現れ始めるのです。

骨折後、2～3ヶ月経って痛みがとれた人や、これまでリハビリをしてこなかった人は、足指の機能を取り戻すリハビリとして、足指の曲げのばしを行いましょう。特に骨折した足指と隣り合う足指は、きちんと固定していたぶん、動きが悪くなっているので、これらの足指をしっかりグーパーし、可動域を広げていくことが大切です。足指本来の機能を取り戻せば、地面を蹴って歩くことができるので、姿勢や血流が改善し、体中の痛みや不調が解消できるのです。

足指のリハビリ

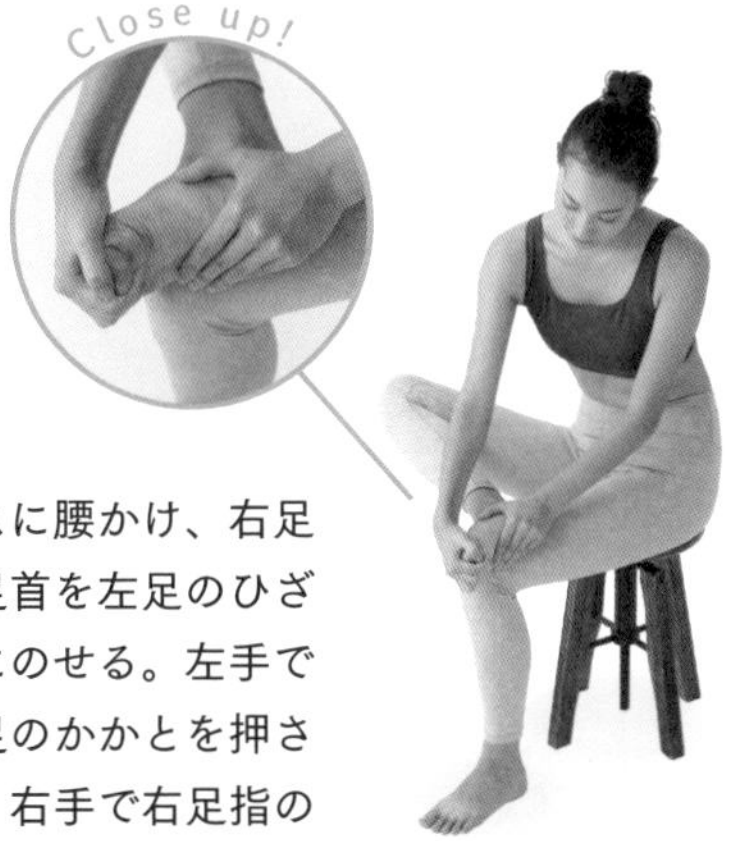

1

イスに腰かけ、右足の足首を左足のひざ上にのせる。左手で右足のかかとを押さえ、右手で右足指の5指を覆い、足指をしっかり曲げる。

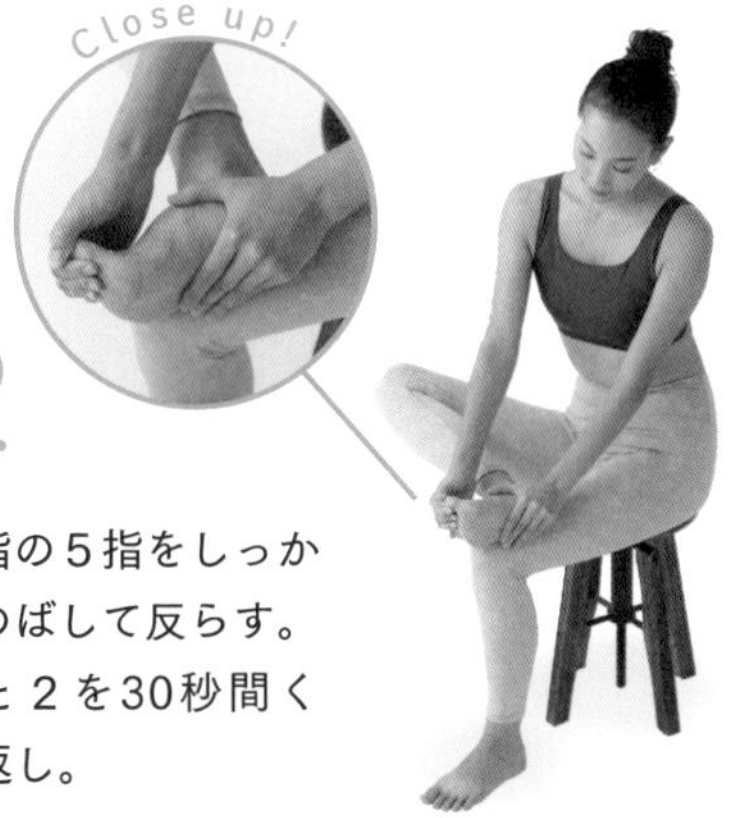

2

足指の5指をしっかりのばして反らす。1と2を30秒間くり返し。

COLUMN

やわらかな足首が天然のインソールになる!

インソールを取り入れている方は、それなりに多いのではないでしょうか？　足首が固まってゆがんでいるときにインソールを入れた場合、入れている間は調整できるものの、抜くと足首の硬さはとれてないので、ゆがんだ状態に逆戻り。インソールを入れないと生活できなくなる可能性があります。より根本的に改善したいなら、足首のゆがみをとってやわらかくすること。足首が天然のインソールの役割を果たすので、インソールが不要になるのです。ただし、例外はあり、ゆがみを長く放置し、関節や骨が変形して戻らない場合、インソールを入れて調整する必要があります。気になる人はタオルを足裏の小指側、もしくは親指側に敷いて立ってみてください。痛みがとれたり、姿勢がよくなった場合は、インソールを取り入れるのもいいでしょう。

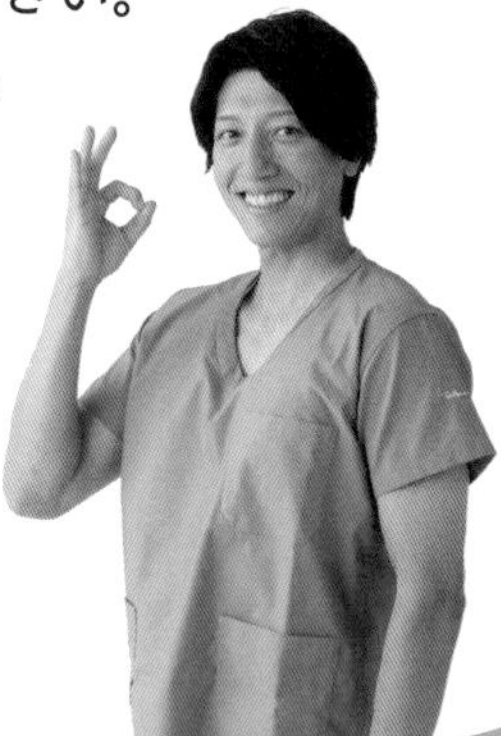

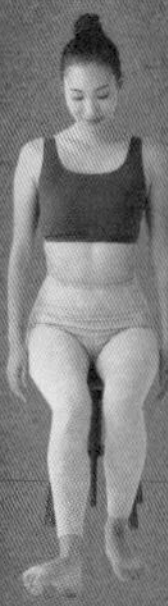

5章

きちんとしゃがめる
やわらか足首になったら
全身の不調が消えた!

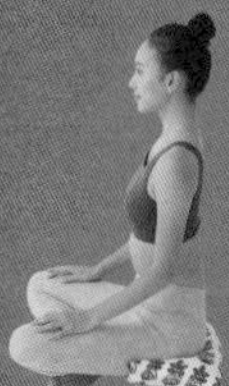

40代

全身の痛みとこりに24時間悩まされるも全快！足指の激痛も改善し高かった血圧も正常化

佐藤京美さん　47歳

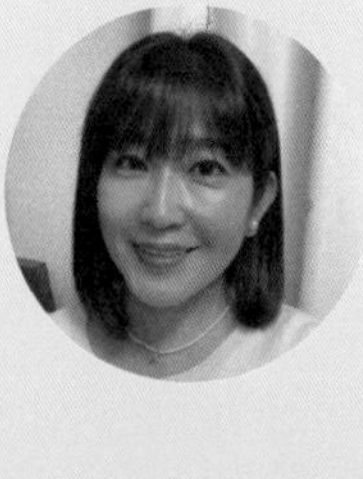

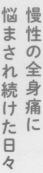

慢性の全身痛に悩まされ続けた日々

4年前、ひざの内側が痛むので、接骨院に行ったところ、運動不足といわれ、原因はわからないままでした。半年後には腰痛も発症し、手や肩などの上半身まで痛みが広がったのです。全身に筋肉痛のような痛みとこりが出てきたので、鍼治療やカイロプラクティックなどにもかかったのですが、痛みは広がるばかり。1日24時間、全身に筋肉痛のような鈍い痛みがありました。無理をすれば、動けなくはないので、つらい症状も周囲の人には理解されづらく、出かけることも億劫になりました。

その後、東洋医学と西洋医学を融合した、整形外科医に診てもらいました。当時は両親が立て続けに他界し、仕事は音楽教室が軌道に乗り、多忙でした。医師の診立ては、ストレスで自律神経が乱れ、メンタルではなく、体に出る慢性痛で、線維筋痛症の身体表現性障害でした。私は音楽の演奏活動やピアノの講師をしているため、線維筋痛症に処方される神経回路をブロックする薬は、仕事ができなくなるので使えないのです。医師に筋肉のこわばりをとる漢方薬を処方され、「自律神経を整えて筋力をつける、ヨガやストレッチを始めてみては」と勧められました。

そこで、ＹｏｕＴｕｂｅで見つけた、とも先生のストレッチを朝昼晩、休憩時などにやり始めました。すると、ヨガのように体を反らせることもなく、マイルドな動きなのに、１ヶ月で全身の痛みやこりがどんどんやわらいでいったのです。硬い足裏や足首、ふくらはぎがやわらかくなってしゃがめるようになり、痛みなく歩ける時間が増加。ピアノを弾くときの右腰の痛みや、ひざ痛、肩こり、首こりもなくなったのです。３ヶ月後には、日常生活に支障がないくらい、全身の痛みやこりが改善できました。全身痛があるときは、大好きな買い物をあきらめたり、友人の食事の誘いも断ったりして、アクティブに動けなかったのですが、さっと出かけられるようになったのです。

“全身の痛みやこりがなくなりました”

”痛みの原因は体の使い方のクセでした“

春に長男の卒業式や入学式、親戚の結婚式などが重なり、ハイヒールの靴を履く機会が増えました。そして、親戚の挙式中に左足の親指に激痛が走ったのです。しかもその後は、スニーカーを履いていても、足の親指の付け根が痛くなってしまう有様。

近所の整形外科では、母趾種子骨障害と診断され、鎮痛薬を処方されて親指から足首をテーピングで固定されました。私はとも先生に教わった知識があったので、「これは足首を固めるのでよくない」と思いました。そのまま仕事をしたら、案の定右腰も痛くなり、急いでテーピングをはずし、先生のストレッチをしてことなきを得たのです。ほかの病院や接骨院に行っても、治療はテーピングで固定することでした。

整形外科医にお墨付きをもらったストレッチ

私は幼いころから続けてきたピアノの演奏時の姿勢により、上半身は左、下半身は右にねじれて、利き足の右足に重心をのせ、左足を倒すクセがあり、左足は偏平足で外反母趾でした。この体の使い方のクセによる負担から、足の親指に痛みが出ていると、全身を診る整形外科の先生と、インソールを作るベテランの方に話したところ、同意してくれ、そのせいで足の甲の骨が内側に倒れて、痛みが出ているので、インソールで調整することになりました。

その際、とも先生のストレッチの話もすると「それをやるのがいちばんいいです」と2人の先生からお墨付きをもらいました。

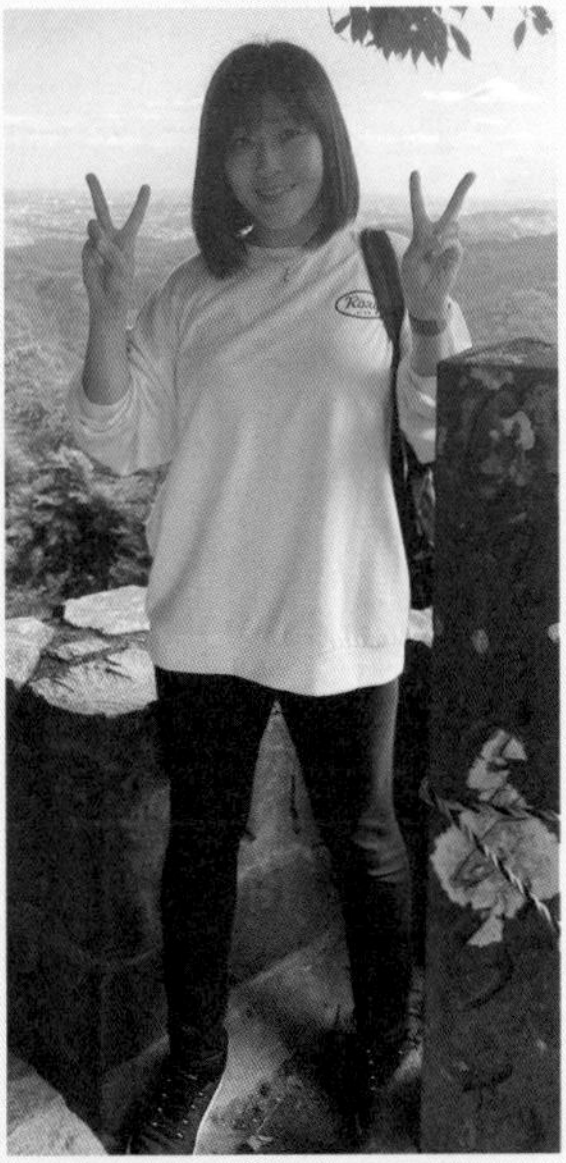
全身痛や足指の激痛を乗り越え、
599mの高尾山山頂に到達！

ストレッチを始めて１ヶ月弱で足の親指が靴に当たっても痛むことがなくなり、できなかったつま先立ちもできるようになりました。激痛だった足の親指の痛みは90％改善したのです。さらに１５２あった血圧が１１８に下がり、自分で血圧をコントロールできるようになりました。

先日は息子と一緒に高尾山を登りきりました。ストレッチのおかげで、痛みが出ることなく、無事にハイキングを楽しむことができたのです。本当にとも先生には感謝してもしきれません。

”痛みなく山登りが楽しめています“

50代

足裏や足首、ふくらはぎ、ひざ、腰の痛みが一掃！83歳の母の中性脂肪値は177から96に大降下

服部志乃さん　58歳

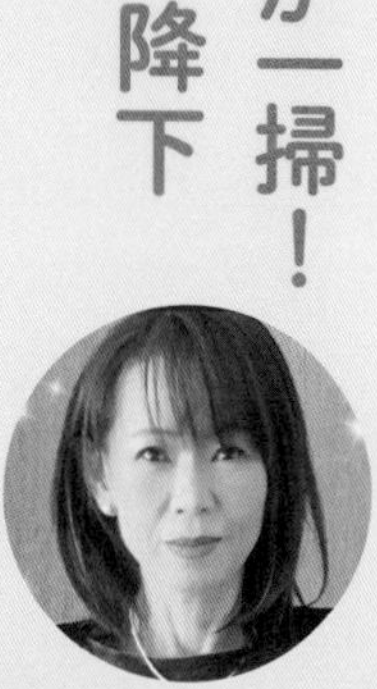

足まわりの多様な痛みから階段の上り下りが苦痛に

私は趣味で週に3回、かれこれ8年間ほど、バドミントンを続けています。バドミントンは、足裏や足をかなり使う競技だと思います。

近年、特に足裏の小指の付け根からかかとの外周が痛むようになりました。また、かかと全体やひざも痛いし、アキレス腱やふくらはぎも、のばしたり、もんだりすると、痛みや違和感があるのです。

もちろん、バドミントンをするときは、クッション性のあるインソールを入れたり、靴を替えたりして、気をつけていました。しかし、足の痛みがあるので、どうしても競技のパフォーマンスにも影響が出ます。さらに、暑い時期の試合だと、ふくらはぎが頻繁につるようになりました。

バドミントンをするときだけでなく、日

常生活にも悪影響が出ていました。歩く際や、階段を上り下りする際も、当然足首や足裏を使うので、痛みが出るのです。

ほかにも腰痛や首こり、肩こりなどの不調もありました。自分でも足首が硬いことが気になっていたので、何かないかと探していたら、ＹｏｕＴｕｂｅでとも先生のストレッチを見つけたのです。

最初に肩こりや首こりのストレッチをやってみたら、効果が実感できたので、次は腰、その次は足首というふうに動画を見て、どんどんストレッチを取り入れるようになりました。

”足や足首がスムーズに動くようになりました“

足首のストレッチを毎日し始めてから、1ヶ月経ったころ、歩く際に足裏がまったく痛くなくなったのです。そのときは、アキレス腱の痛みがまだ残っていましたが、歩くことはずいぶん楽になりました。

半年経ったころには、足裏や足首、アキレス腱、ふくらはぎ、ひざの痛み、こむら返りもまったくなくなりました。

バドミントンを長時間した後に、ストレッチをさぼると、多少違和感が残ることもありますが、今は足の痛みは一切ありません。ほかにも、腰痛や肩こり、首こりも解消できました。

年齢は関係ないと思えるようになりました

楽にスムーズに動ける体に変わった

本当にストレッチをやるのとやらないのとでは、全然違います。以前より足首や足の柔軟性が増して、楽にスムーズに動けるようになりました。バドミントンのパフォーマンスもみるみる向上し、今は調子よく体が動くようになったと思います。試合の誘いも増えて楽しいです。市の大会のダブルス戦で優勝することができたのは、最高にうれしい出来事でした。改めて「年齢は関係ない」と思ったのです。

私の年齢になると、靭帯やアキレス腱を切ったり、足首をねんざしたりして、ケガをしたことで、競技をやめざるを得なくなる人が多いです。私はストレッチをしているおかげで、ケガをすることなく、続けられていると思います。

加齢とともに太りやすくなる人も多いのですが、私はたくさん食べても太らない体質になりました。友人にも「なぜそんなに太らないの？」とよくいわれます。

ちなみに私の母は83歳になるのですが、とも先生のストレッチを教えたところ、ずっと続けています。母は元々、中性脂肪が

177もありました。ところがストレッチを始めて10ヶ月後には96に降下。83歳にしては、飲む薬が少なく、高血圧のいちばん弱い薬を飲んでいるだけなので、看護師さんにも驚かれるそうです。本人も中性脂肪が下がったことをとても喜んでいました。

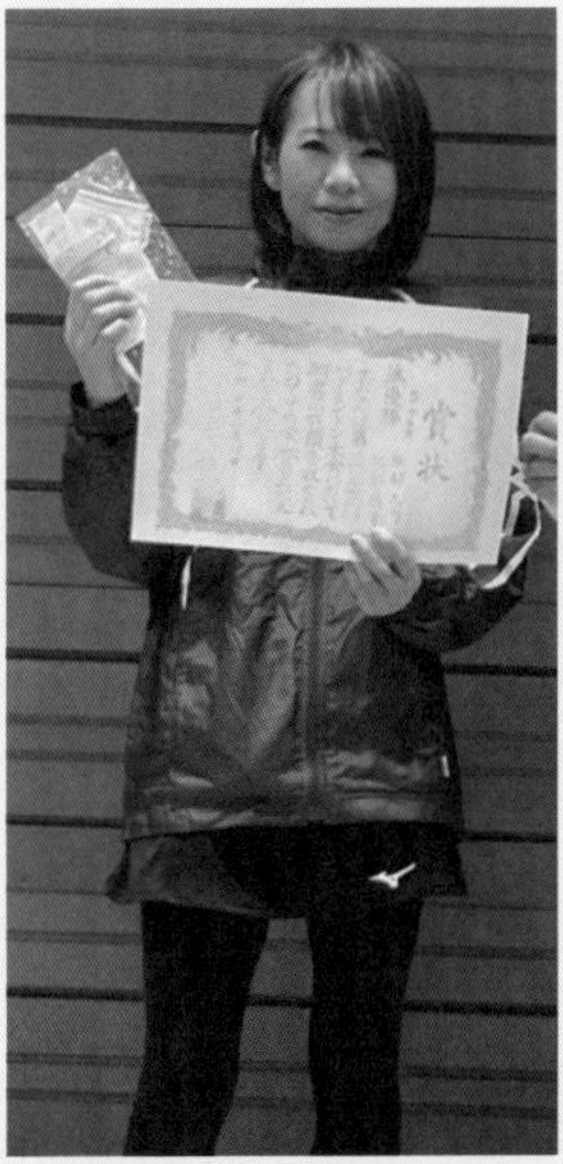

体がよく動くようになり、市民大会のダブルス戦で見事優勝！

〝気持ちやモチベーションが上がってうれしい〟

これまでは歩くときも痛いし、車を降りた瞬間にピリッとした鋭い痛みが走ったりして痛みを気にしながら、毎日を過ごしていました。当然気持ちがどんよりすることもあったのです。でも、今はまったく逆で、足の状態がよくなっただけでなく、モチベーションも上がって、「次は何をしよう？」と気持ちがどんどんポジティブになっていくのです。

きっかけはストレッチですが、気持ちもモチベーションも上がり、交友関係も広がって、友人みんなでいろんなことを楽しめていることがいちばんうれしいです。

50代

重度の首と腰のヘルニアから全身に痛みが発症！寝たきりから家事や仕事ができるまでV字回復

K．Yさん　56歳

首に10回、腰に22回のブロック注射を打った

11年前、下の子が中学生になり、やっと働けると思った矢先、首と腰のヘルニアになりました。整形外科や総合病院、接骨院と7～8ヶ所で診てもらったものの、医師もお手上げで、症状はまったく改善しません。寝たきりで足首を動かさないので、アキレス腱周囲炎になり、レントゲンを撮ると、足首が真っ白。少しでも動かすとガーンと強い痛みが走る有様でした。さらに足のしびれが出る坐骨神経痛や足指の痛み、足底筋膜炎、ふくらはぎ痛、ひざ痛、腰痛、背中の痛み、頭痛とひととおりの痛みに襲われました。もはやどこが悪いのか、どこから手をつけていいのか、わかりません。女性外来にも行き、最後はペインクリニックで首に10回、腰に22回のブロック注射を打ち、非常に強い痛み止めの薬を飲んで、

ようやく少し動けるようになりました。

それでも家事をするのが精いっぱい。少し多めに掃除したりすると、翌日にはものすごい痛みが出るので、ノートにその日したことを書いて、体の様子を見ながら、頭を使い、どうにかやりくりして毎日生きている感じでした。立ちっぱなしや、薄いスリッパを履いてパイプイスに座ることなどは腰に響くので困難で、子どもの試合や授業参観、入学式にも行けずじまい。卒業式は、駅から学校までのわずかな距離が歩けず、道端に何度も座って休みながら、なんとか辿り着きました。周りは皆活発に外出していて、ランチに誘われるも、断るしかありません。働いていないのに病院代はかかるので、何を切り詰めるか思案しました。本当に体が悪くなると、いろんなことが一気に押し寄せてきて追い詰められます。宗教の本を読んだりしても悟りは開けず。体は死なない程度にずっと痛いので、いっそ死んだほうが楽なのではという思いが頭をよぎりました。首の手術をしようと、腕のいい医師に申し込むも3〜4年待ちです。

そんなとき、とも先生の整体院を知り、夫が勧めてくれて、通い始めました。とも先生は、いろんな質問に全部答えてくれて、

動くと足首にガーンと強い痛みが走った

ストレッチのおかげで体の痛みがすべて解消

ストレッチなどのセルフケアの方法を教えてくれました。今まで病院に行かないと治らないと思っていたので、自分でコントロールできることがとてもうれしかったです。

ストレッチで痛みが一掃！気持ちも明るくなった

ストレッチを始めたところ、いちばんつらかった起床時から、腰の痛みが楽になりました。さらにアキレス腱周囲炎は炎症がひどく、ステロイド注射を打っても痛みがひきませんでした。その足首の痛みが治ったのにはびっくり！ 足首が動かず、ふくらはぎもパンパンに張って痛かったのがやわらかくなって、痛みがなくなりました。ピリピリとする痛みがあった坐骨神経痛やこむら返りも、足首や足指を動かしただけで、よくなりました。

ストレッチのほかに、歩き方や重心のかけ方、姿勢なども教わり、実践すると、体の痛みがすべて解消できました。首や腰の痛みはもちろんのこと、足裏、足指、足首、ふくらはぎ、ひざ、背中、肩、頭の痛みもよくなったのです。

そして、何よりメンタル的に明るくなり、人生観が変わりました。体調が悪いと何もできなくなるし、痛みの記憶がフラッシュバックし、「またあんなにしんどくなるんじゃないか。どうしよう」と目の前が真っ暗になっていました。子どもたちにも迷惑をかけたという自己嫌悪もあります。外を見るとお年寄りが元気に歩いているのに、私は何をしているんだろうと涙がボロボロこぼれてきました。自責の念でいっぱいで、負のスパイラルに陥っていたのです。当時は自分のことだけで精いっぱいでした。

ところが体調がよくなると一転、人のことができるようになったのです。今、家族のために家事ができることが本当にいちばんうれしいし、幸せです。ほかにも悩んでいる人の話を親身に聞いてあげたり、パートの仕事ができるようになりました。前向きになり、自分のできることが増えて、可能性が広がったと感じています。

家族のために料理や洗濯、掃除などの家事ができることが幸せ。

”できることが増えて可能性が広がりました“

50代

ギックリ腰から始まり椎間板と頸椎ヘルニア、坐骨神経痛、股関節痛に苦しむも完全復活！

相井麻希さん　55歳

腰痛や坐骨神経痛ギックリ腰も頻発

私は以前から腰痛持ちで、椎間板ヘルニアのほかに、頸椎のヘルニアの傾向と、坐骨神経痛、生まれつき股関節の凹みが浅い臼蓋形成不全からの股関節痛もありました。整形外科にも何ヶ所か通っている状況でした。肩こりや首こりもひどく、朝起きたときにゴキッと音が鳴るのが常でした。足を組んだときには、膝蓋骨が変に動いて、亜脱臼を引き起こすので、ひざ関節を手でさすって、正常な状態に戻していました。

30歳を過ぎたころから、2～3年に1回はひどいギックリ腰に見舞われるようになったのです。ギックリ腰になると、歩くにもつえが必要になりました。すり足で足は上がらず、階段の上り下りも困難になり、ポールウォーキングのポールをついて、かなり時間をかけて上っていたのです。

当然仕事をするのも大変で、デスクワークが多いので、常に腰痛がありました。前のめりの姿勢で血行が悪くなるのか、股関節も痛くなってくるし、坐骨神経痛の足指までビーンと響くような痛みもあります。さらにしびれたときのように足裏が分厚くなったような違和感と痛みがありました。

そんな有様ですから、朝起きるときは非常に時間がかかりました。まず簡単には起き上がれないので、横を向いて、両手をついてそろそろと動き、周囲の物につかまって、どうにか体を起こしていたのです。

整形外科の医師には、腰椎の5番目が飛び出ているものの、手術するほどではないので、痛み止めや湿布、温熱療法をして様子を見ようといわれました。そして、80～90代の高齢者に混じって温熱療法を受けることに。恥ずかしいのと、周りの方も「若いのに気の毒……」という反応でした。

名の通った整形外科にも行き、足腰を鍛えるリハビリを受けるも、余計に腰が疲れて続けられませんでした。何をやってもうまくいかず、このままだと、私は将来歩けなくなるのではないかという、不安に駆られました。

自分の中で「西洋医学だけでなく、中医

”将来歩けなくなるという不安に駆られました“

歩くことが苦手な私が1万6000歩も歩けた

学や東洋医学など何かほかの方法で、現状を診てもらい、改善したい」と考え、とも先生を見つけて通うようになりました。

朝の日課のストレッチでコンディションを整える

私は朝起きたときに、とも先生のストレッチをするようにしています。朝、始動する前に、体が柔軟になったほうが1日をスムーズに過ごせるからです。起床時にギックリ腰になったつらい経験もあったので、朝から自分の体のコンディションを整えることに注力しました。

すると、半月後に今まであった右の股関節の痛みの頻度が格段に少なくなりました。腰痛などのせいで歩くことが苦手で、1日5000歩以下だったのが、痛みが改善すると、1日に1万6000歩ほど、苦もなく歩けるようになりました。

腰痛も改善し、コルセットをつけることも一切なくなりました。肩こりや首こり、首の痛み、坐骨神経痛、足裏の違和感がいつの間にかよくなり、ひざの亜脱臼や、ギックリ腰も起こらなくなりました。

私の回復ぶりを目の当たりにして、娘も驚いています。今まで朝起きるのも時間がかかっていたし、腰にコルセットして周りの物や人につかまりながら、いかにも痛そうな表情をして歩いていました。それがさっと動けるし、階段も駆け上がれるのです。以前は車移動が主だったのが、今は娘と一緒に電車やバスに乗り、買い物や旅行に気分よく出かけられるようになりました。

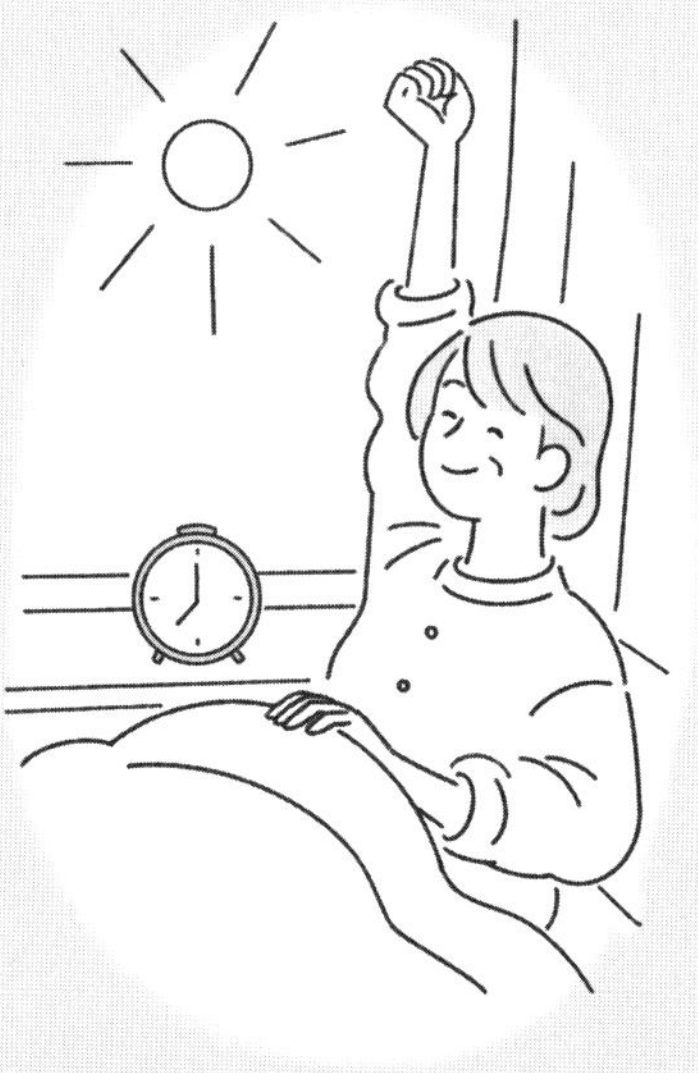

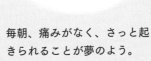

毎朝、痛みがなく、さっと起きられることが夢のよう。

　以前はひどい冷え症で手足が冷たく、しびれるような感覚や、ドーンと重たい感じがありました。今はそれがなくなり、血の巡りがとてもよくなったように感じます。

　今までは起床時に、最低3ヶ所はどこかしら痛むので、すっきりしない毎日に常にもどかしさを感じていました。体の痛みだけでなく、頭痛や胃腸の痛みやむかつきもあったのです。そうした不調がほぼなくなり、朝元気に起きられることが何よりうれしいです。これからも朝のストレッチを続けて、体調を整えていきたいです。

”今は階段を駆け上がれるようになりました“

60代

腰のすべり症や変形性ひざ関節症の痛みから解放！高血圧が解消し自然と9kgやせて足もほっそり

石原淳子さん　68歳

ひどい腰痛とひざ痛に悩まされる日々

私には腰に痛みがあり、整形外科ではすべり症と診断され、コルセットをしなければいけなくなりました。しかし、私はヘルパーの仕事をしているので、コルセットをつけていては仕事ができず、つけるのはあきらめるしかありませんでした。仕事では、腰に負担がかかることが多いです。家でも掃除機をかける姿勢は、腰痛持ちには非常につらいものでした。

車に乗っていても、腰が痛くて、じっと座っていることができません。さらに仕事は自転車で回っているのですが、段差が多い道なので、サドルに腰をかけると、ドンドンドン！と段差の衝撃が腰に直にくるのです。段差のある道では、なるべくサドルから腰を浮かして、立ってこいでいました。そのため、出勤する際は、夫に送り迎えをしてもらうこともありました。

その後、左のひざが痛くなり、曲げられないくらい腫れて、水が溜まってしまいました。階段は1段ずつ上がり、後ろ向きで1段ずつ下りていました。整形外科で診てもらったところ、左ひざは変形性ひざ関節症と診断されたのです。整形外科では、ひざに溜まった水を一回抜いてもらったものの、今後も定期的に水を抜く必要があると聞きました。

このままでは、腰やひざの痛みもよくならないので、いろんな人に聞いたり、インターネットで探したりして、腰痛専門の整体師のとも先生を見つけたのです。

とも先生には、自分の時間が持てる寝る前にストレッチをするよう勧められました。さっそくストレッチを始めたところ、直後から1日の疲労が回復し、体が軽くなって生き返ったのを実感。また、ストレッチにより足に電気が走ったような刺激があるものの、かえって心地よく感じられました。

今まで私は足首に対して関心がなく、手つかずになっていました。とも先生に「歩いていたら、何もないところでつまずくのです」と話したところ、しゃがむ動作をするよう、勧められたのです。

”1日の疲労が回復し体が軽くなるのを実感“

階段を駆け下りられて叫び出したいほど感動！

しゃがむと体と足首の揺れが止まらない

実際にしゃがんでみると、地面にかかとがつかず、びっくりするくらい足首から下が不安定でグラグラと揺れます。体もブルブルと震えてきて、横に揺れました。どうしたら体をまっすぐに保てるのかわからず、ひざに手を置いて、どうにか倒れないようにしていたのです。

ところが足首をストレッチして調整すると、地面にかかとはぴったりつくし、足首や体が揺れたり、後ろに倒れたりすることもなくなりました。その場で、足首が柔軟になったことを実感できました。

ストレッチを始めて、半年くらい経ったころ、急に左右交互に足が出て、階段をトントンと駆け下りることができたのです。自分でも驚きでしたし、本当に手を上げて、ワーッと叫び出したくなるくらいうれしい出来事でした。ひざ痛もなくなり、ひざに水が溜まることもまったくなくなりました。今は腰もまったく痛まないので、作ったコルセットは一度も使用していません。自転車のサドルに腰をかけても、腰痛が出ることはなくなりました。

”血圧が見たことのない数値に下がりました“

実は私は血圧が高く、一時は180くらいありました。薬を飲んで135に下がったものの、それ以上はまったく下がらなかったのです。それがこの間、病院で検査すると110に下がっていました。ついぞ見たことがない数値だったので、思わず二度見をするくらいでした。

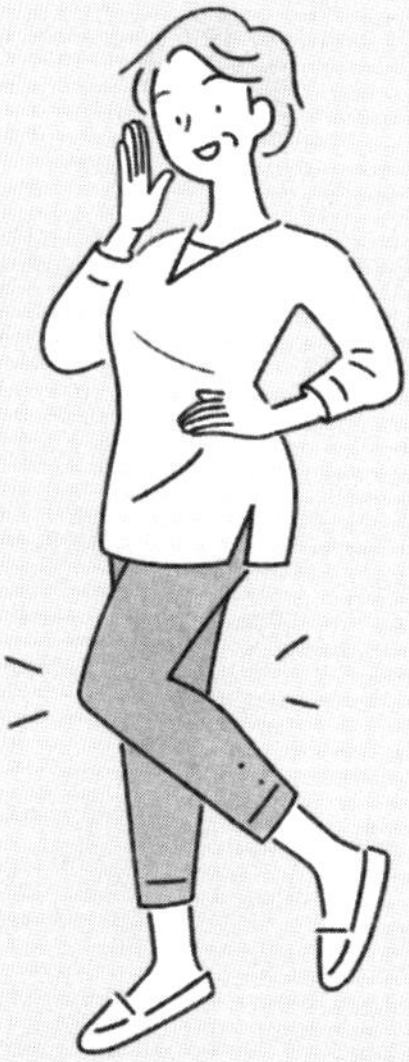

体重が自然に9kg減って、足がほっそりし、リバウンドもなし。

さらに最近、周囲から「やせた？」といわれるようになりました。実は私は太りやすい体質で、水を飲んでも太るんじゃないかと思うほどだったのです。ダイエットをしても、まったくやせず、体重は62〜63kgを行ったり来たりしていました。それが今は53〜54kgを行ったり来たりで、リバウンドもしないのです。足も以前ならまっすぐ立つと、ひざ上の太もも部分はぴったりついていたのが今は隙間が空いていて、細くなりました。食事などは何も変えていないのに、うれしい変化に驚いています。

健康の「目標」をかなえる足首やわやわストレッチ

この本を読んでくださっている方は、今さまざまな体の不調に悩んでいらっしゃるのではないかと思います。人それぞれ、健康や体に対する願いや目標は、千差万別です。

「痛みがなく、日常生活を送れたら幸せ」

「趣味のスポーツのパフォーマンスを上げたい」

「少し歩くと痛みが出るので、もっと長く歩けるようになりたい」

皆さんもきっと自分の体や健康に対して、いろんな願いや目標があるのではないでしょうか？

ストレッチの基本は、ほんの少しずつでもいいので、続けることです。でも、続けることが難しくて、不調が改善しなかったり、目標に到達できなかったり……。たとえやり方がわかっていたとしても、なかなか続けられない人をよく見てきました。

だからこそ、本書では、たとえ難しいことであっても、なるべく簡単にかみ砕いて、「これだけやれば、不調を解消できる」という選りすぐりのストレッチを紹介しています。

簡単ですごくやりやすいけど、効果的。

解剖学に基づき、きちんと理にかなっているので、効果が素早く出るストレッチ、それが今回ご紹介した「足首やわやわストレッチ」です。

これさえやってもらえれば、きっと**あなたの願いや目標が達成できるし、体の不調やお悩みも解決できる**はずです。

1人1人が健康の土台をつくることが大事

「多くの人たちに健康寿命をのばしてもらいたい」

僕はずっとそう思ってきました。今は人生100年時代ともいわれ、長寿の方も非常に多いです。

しかし、現状だと人生の最後の10年間は、どうしても自分の思い通りに動けなくなり、ストレスを抱えながら、生活していらっしゃる方が多いです。また、ご本人だけでなく、介護にあたるご家族の方もご苦労されています。

ご本人にとっても、周りの人たちにとっても、健康寿命をのばすことがとても大切だと思うのです。

これからの時代は、僕たち1人1人がきちんと健康の土台をつくっていくことがますます大事になっていくはずです。

人生の最後まで思い通りに生きてほしい

この足首やわやわストレッチは、体の土台となる足首を調整することで、全身の痛みや不調が解消できます。健康の土台として考えても、足首から改善していくことが得策なのです。

実際、足首やわやわストレッチをすると、「これだけよくなるのか！」とも

のすごく驚いてもらえると思います。

それくらい、体の土台の役割を果たす足首の、不調改善への有効性は非常に高いのです。

僕は皆さんに人生の最後の最後まで、思い通りに生きて、楽しんで過ごしてもらいたいと強く願っています。

本書の「足首やわやわストレッチ」が、皆さんの健康寿命をのばす一助になれば、これほどうれしいことはありません。

ストレッチ整体師　とも先生

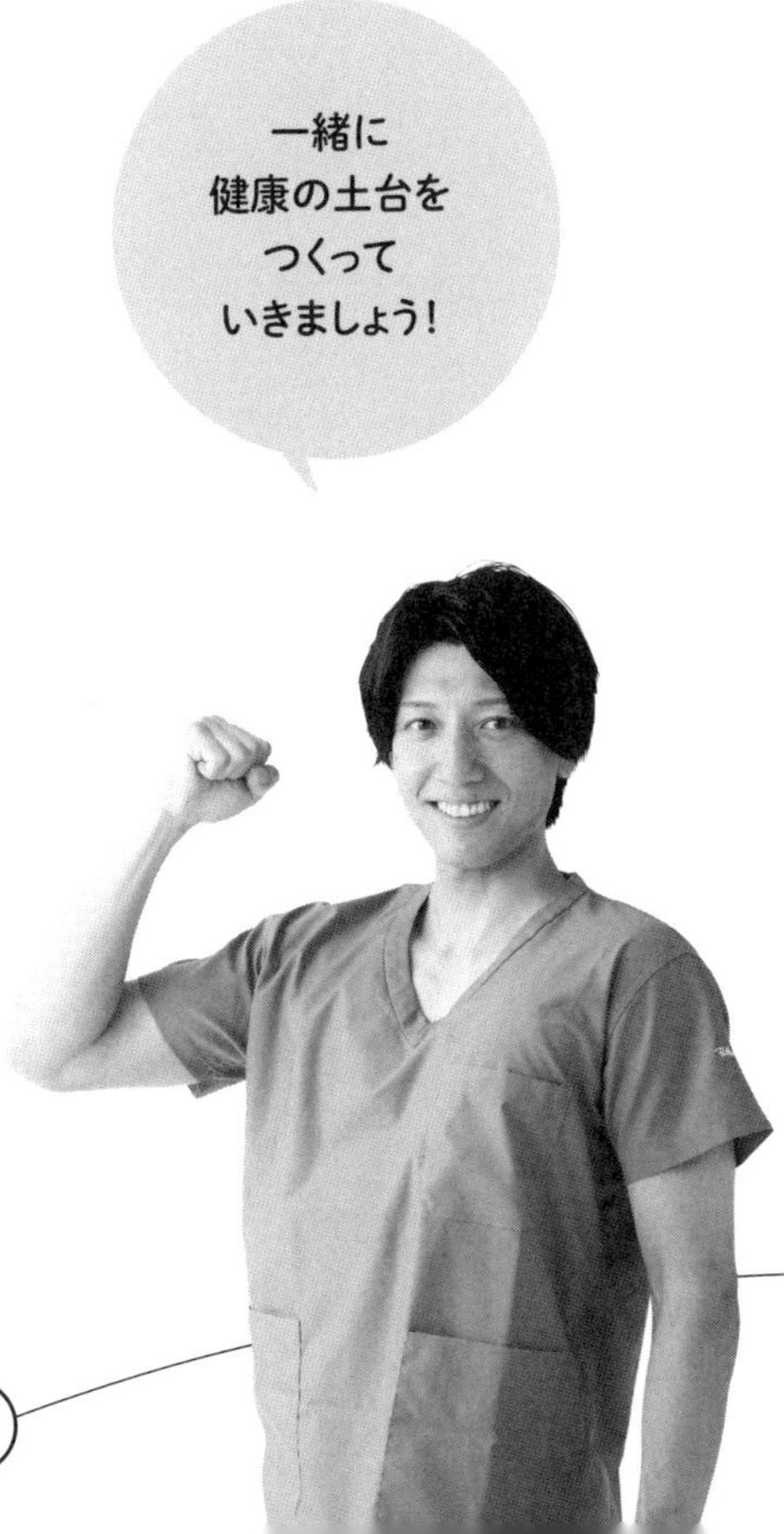

柔道整復師、鍼灸師、ストレッチ整体師　**とも先生**

京都府生まれ。本名、木下智博。滋賀県草津市の腰痛専門「整体院智 -TOMO-」院長。自身も腰痛に苦しんだ経験から、柔道整復師、鍼灸師、あん摩マッサージ指圧師の３つの国家資格を取得し、腰痛専門の整体師となる。これまで３万人以上の患者の施術を担当。より多くの人々の健康寿命をのばすため、YouTubeチャンネル『ストレッチ整体師とも先生』を開設し、腰痛改善を始めとする、健康増進のためのさまざまなストレッチを発信。チャンネル登録者数が50万人超えの人気チャンネルに成長（2024年1月時点）。著書に『「バナナ腰」を治せば、体の不調が消える！』（小学館）などがある。

「整体院 智 -TOMO-」HP　https://seitai-tomo.com
YouTube　『ストレッチ整体師とも先生』
Instagram　@seitaiin_tomo
X　@seitaiintomo

高血圧《こうけつあつ》、中性脂肪《ちゅうせいしぼう》、腰痛《ようつう》がみるみるよくなる！
30秒速効《びょうそっこう》！足首《あしくび》やわやわストレッチ

2024年2月8日　初版発行

著　とも先生《せんせい》
発行者　山下 直久
発行　株式会社KADOKAWA
〒102-8177　東京都千代田区富士見2-13-3
電話 0570-002-301（ナビダイヤル）
印刷所　大日本印刷株式会社
製本所　大日本印刷株式会社

●お問い合わせ
https://www.kadokawa.co.jp/（「お問い合わせ」へお進みください）
※内容によっては、お答えできない場合があります。
※サポートは日本国内のみとさせていただきます。
※Japanese text only

定価はカバーに表示してあります。

ISBN 978-4-04-606704-3　C0077